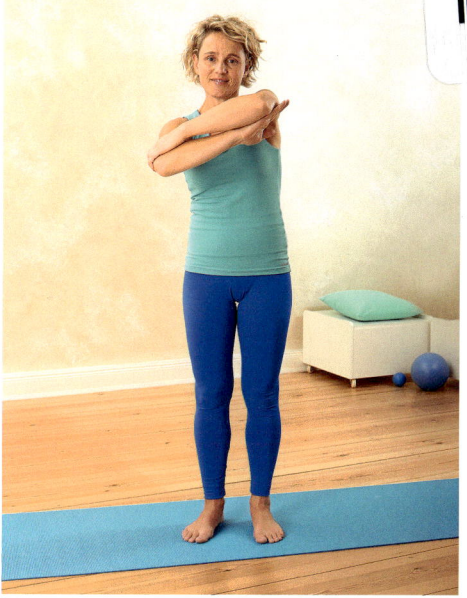

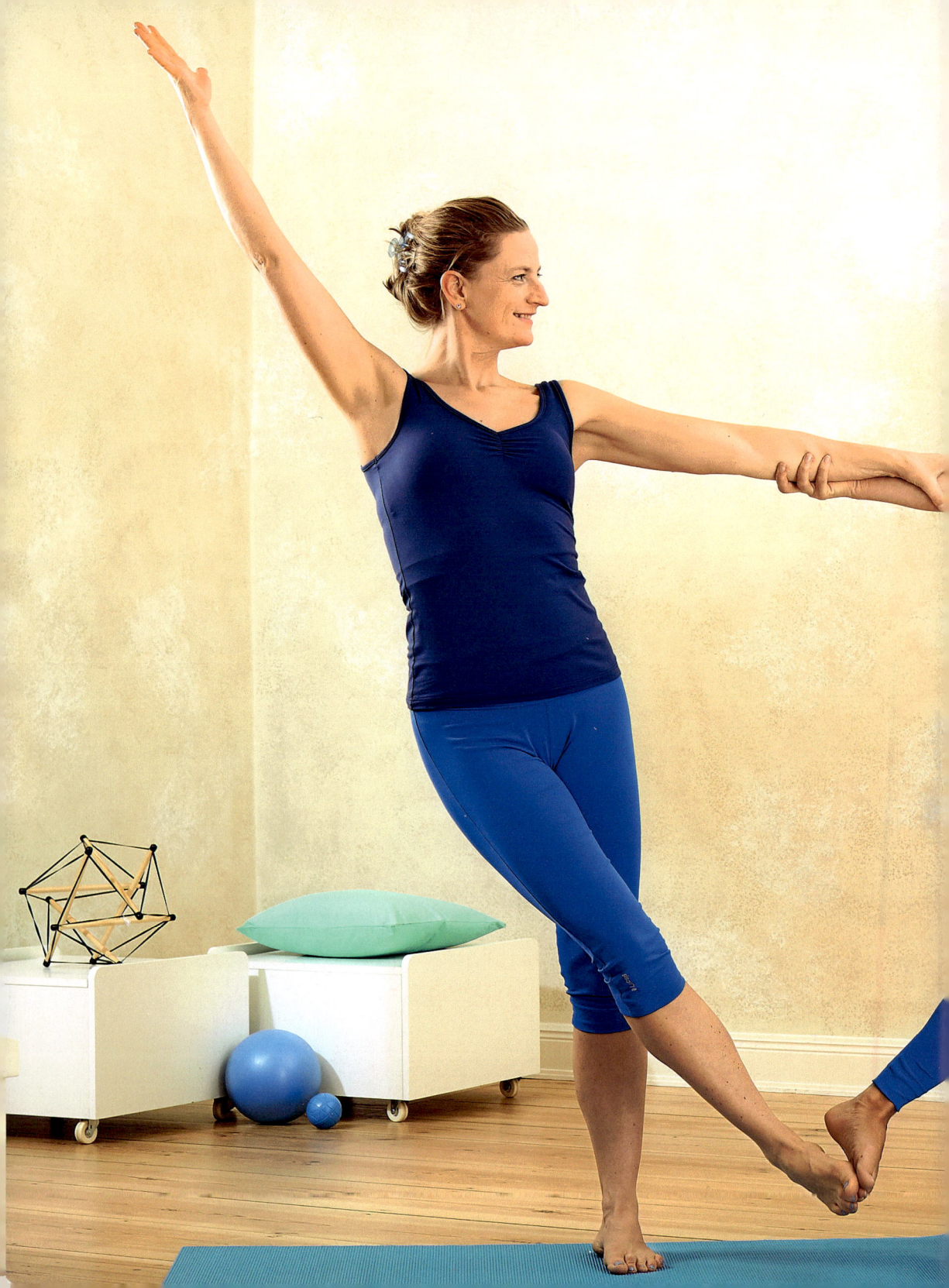

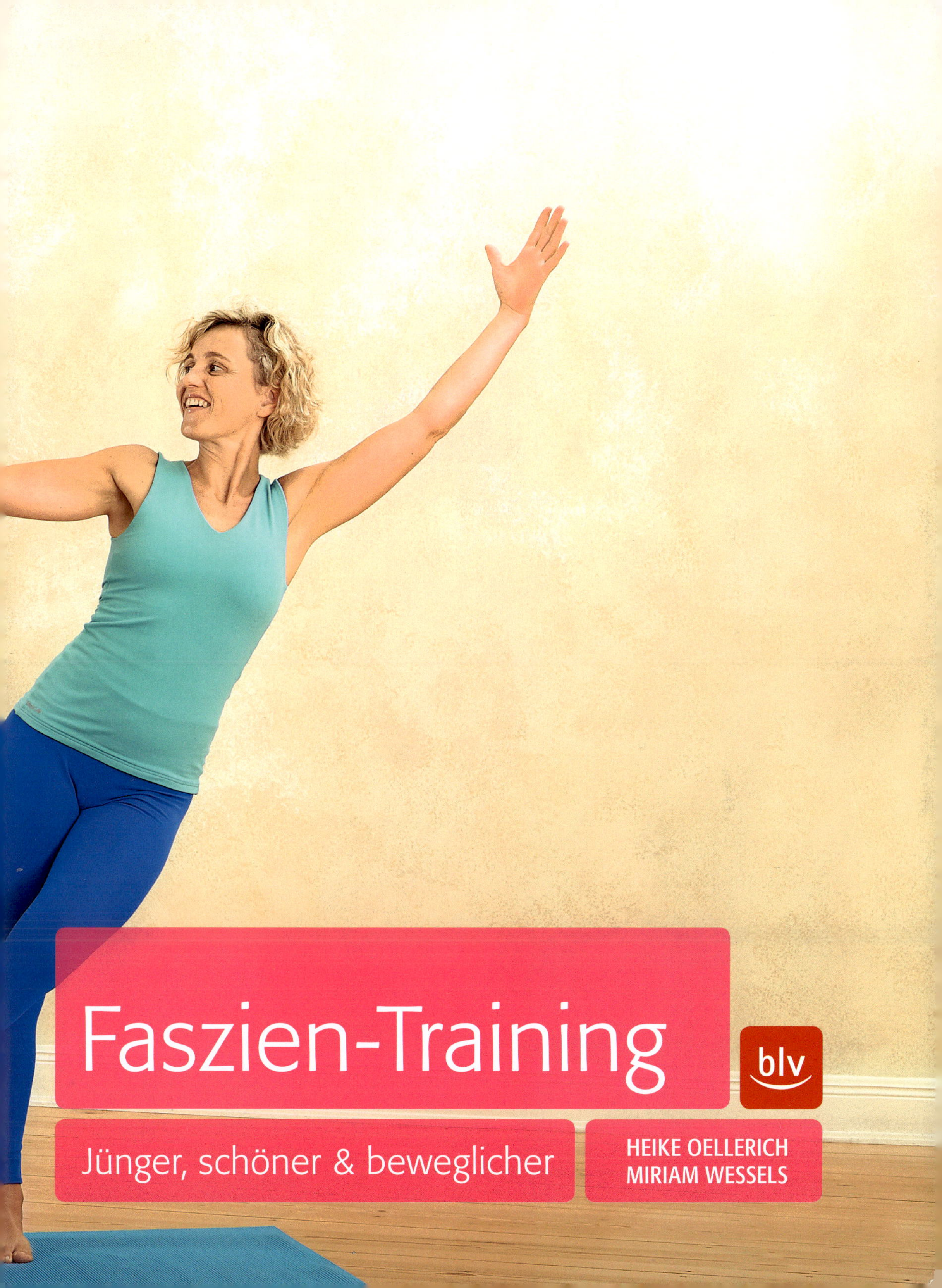

# Faszien-Training

Jünger, schöner & beweglicher

HEIKE OELLERICH
MIRIAM WESSELS

blv

# Was Sie in diesem Buch finden

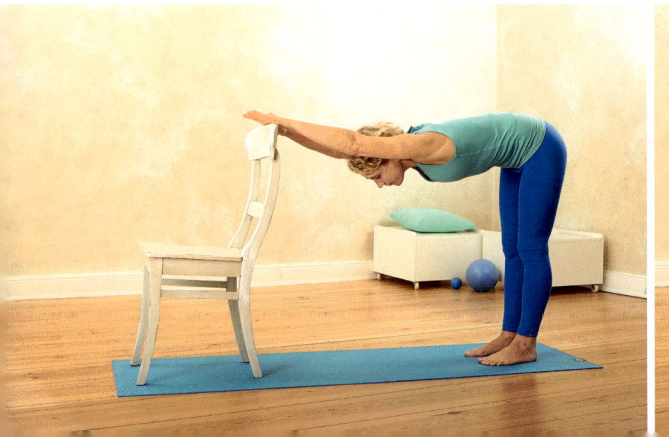
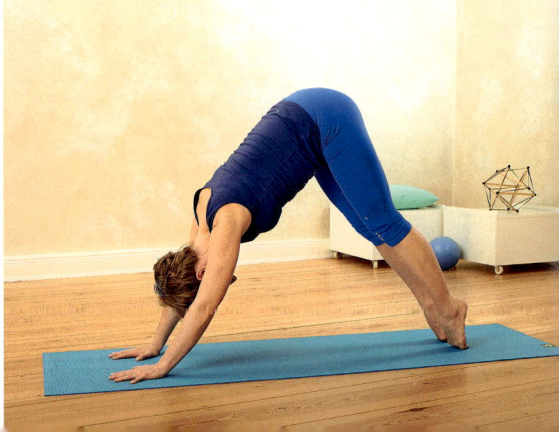

## Gesunde Faszien     34

## Bewegte Faszien     58

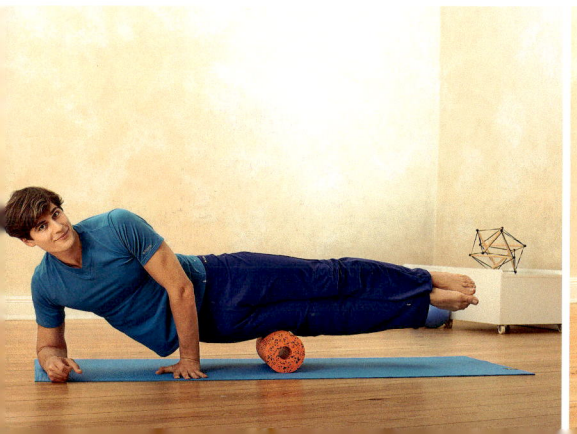
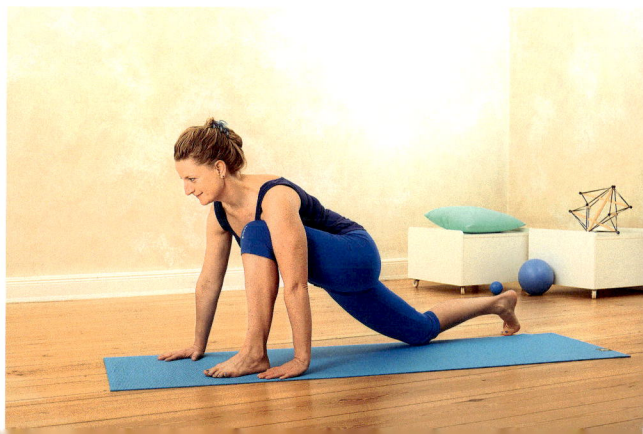

# Vorwort

Der Begriff Faszie (engl. Fascia) rückt seit den letzten Jahren immer mehr ins Rampenlicht der wissenschaftlichen und medizinisch-klinischen Forschung. Vermutlich ist es dem ersten Weltkongress für Faszienforschung 2007 in Boston geschuldet, dass sich die Faszienforschung seitdem rasant fortentwickelt. Vieles davon ist notwendige Grundlagenforschung, und zunehmend kristallisiert sich heraus, was lebendige Faszien »mögen«. Mehr und mehr Sportwissenschaftler, Ärzte, Physiotherapeuten, Sportlehrer und Körpertherapeuten erheben Anspruch, an diesen Strukturen zu wirken. Gibt man heute den Begriff »Fascia« bei Google ein, so erhält man gigantische 50 Millionen Treffer. Gibt man den deutschen Begriff »Faszie« ein, so erhält man »nur« 97 000 Treffer. Ein Grund mehr für ein deutsches Buch, was sich mit der »Therapie« und Gesunderhaltung der Faszie beschäftigt. Lange Zeit galt die Faszie als eine Art lebloses, unwichtiges Füllgewebe in der medizinischen Fachwelt. Heute wissen wir, dass das Fasziensystem im Gesamtkunstwerk Mensch selbstverständlich genauso dazugehört wie Muskeln, Bänder, Nerven, Gefäße, Gelenke, Gelenkkapseln, Sehnen bzw. ist es oft ein Teil von diesen Strukturen und untrennbar mit ihnen verbunden. So scheint auch die wissenschaftlich-klinische Forschung immer mehr Gewissheit darüber zu erlangen, dass die Faszie beispielsweise auf Rücken- und Gelenkschmerzen einen großen Einfluss hat bzw. oft deren Ursache ist. Auch Schmerzphänomene, die sich bisher beispielsweise durch die »klassisch« neurologische Diagnostik nicht erklären ließen, finden hier zunehmend ihre Erklärung.

Es wird im Bereich der Bewegungsmedizin wohl nie ein sinnvolles Training oder eine Therapie für nur eine einzige Strukturart geben, da sich der »Bewegungsapparat« Mensch als Ganzheit darstellt. Dennoch können im Training und der Therapie Schwerpunkte gesetzt und bestimmte Strukturen wie hier die Faszien besonders adressiert werden. Das Fasziensystem für sich allein ist ein komplexes, dreidimensionales und lebendiges Gebilde, welches ebenso wie andere Gewebe unseres Körpers Anpassungsvorgängen wie Abbau und Neubildung unterworfen ist. Und lebendige Strukturen verlangen nach Gebrauch und Bewegung. Unser Bewegungssystem erhält sich durch Bewegung, am liebsten durch komplexe, mehrdimensionale und abwechslungsreiche Bewegungen, am Leben. Hier gibt das vorliegende Buch wichtige Anleitungen und Impulse, weil es Elemente aus dem Yoga und dem Tanz mit Übungen aus der Sportmedizin, die auf die spezifischen Eigenschaften und Gesunderhaltung der Faszie abzielen, verbindet.

Ich wünsche dem Training eine hohe Verbreitung und den Lesern einen geschmeidigen, elastischen Körper, der sich mühelos und schmerzfrei fortbewegt.

*Dr. med Matthias Schmidt*
*Facharzt für Physikalische und Rehabilitative*
*Medizin, Manuelle Medizin, Practitioner für*
*das Fasziendistorsionsmodell und Fasziale*
*Manipulation, Instruktor für Manipulativmassage*
*Hamburg, 26.10.2014*

# Einleitung

»Faszien« ist das Wort der Stunde, es begegnet einem plötzlich in Bewegungsmagazinen, in Frauenzeitschriften, im Fitnessclub und in der Sportmedizin. Aber: Was ist das eigentlich? Kann man das trainieren, und warum sollte man das?

Ja, man kann, und ja, man sollte es! Die Faszien halten uns aufrecht und alles an seinem Platz, ermöglichen unser Fortbewegen und sind unsere körpereigene Verletzungsprophylaxe. Und: Geschmeidige Faszien wirken innerlich und äußerlich wie ein Jungbrunnen!
Denn Jugendlichkeit ist mit dem Aspekt der elastischen Spannkraft eng verbunden und findet Ausdruck in freier Beweglichkeit, Leichtigkeit, federnden, geschmeidigen Bewegungen sowie energiegeladenen Hüpfern und Sprüngen.

Mit dem Verständnis über den Aufbau und die Funktionsweise des faszialen Netzwerks erscheinen altbekannte Bewegungen in einem ganz neuen Licht! Durch neue Erkenntnisse über dieses Gewebe wurde klar, dass Bänder, Sehnen, Organhüllen und das Bindegewebe zu einer Struktur (Faszie) gehören. Als Gewebenetzwerk zieht es sich durch und um unseren Körper und passt sich der jeweiligen Örtlichkeit und Belastung an. Es stabilisiert, reagiert auf Impulse, ist zugleich fest und flexibel. So unterschiedlich diese Eigenschaften sind, so vielseitig kann und muss man sie erreichen.

Diese Neuentdeckung verändert das effektive Trainingsverhalten radikal. Und auch chirurgische Eingriffe sowie therapeutische Maßnahmen werden sich den neuen Erkenntnissen anpassen. Es braucht aber sicher auch noch Zeit, bis die neue Denkrichtung überall Einzug in das allgemeine Körper- und damit Bewegungsverständnis halten wird.

In diesem Buch werden leicht verständliche theoretische Erkenntnisse, die sich ganz nah am aktuellen Stand der wissenschaftlichen Forschung orientieren, vermittelt und Anregungen gegeben, um das eigene Bewegungsverständnis mit neuen Inspirationen weiterzuentwickeln.

Dazu gibt es zahlreiche Ideen für den Einsatz des faszialen Trainings im Alltag und im Breitensport. Faszienorientiertes Training kann in den Mittelpunkt gerückt werden oder als Bestandteil in bekannte Bewegungsformen integriert werden.

Aktuell gibt es bewiesene Fakten und (noch) unbewiesene Annahmen, wahrscheinlich ist der Wissensstand beim Erscheinen des Buchs bereits ein anderer. Mit dem hier erworbenen Grundwissen sind die weiteren Neuigkeiten gut zu verstehen und einzuordnen. Es lohnt sich also, dranzubleiben!

Ihre

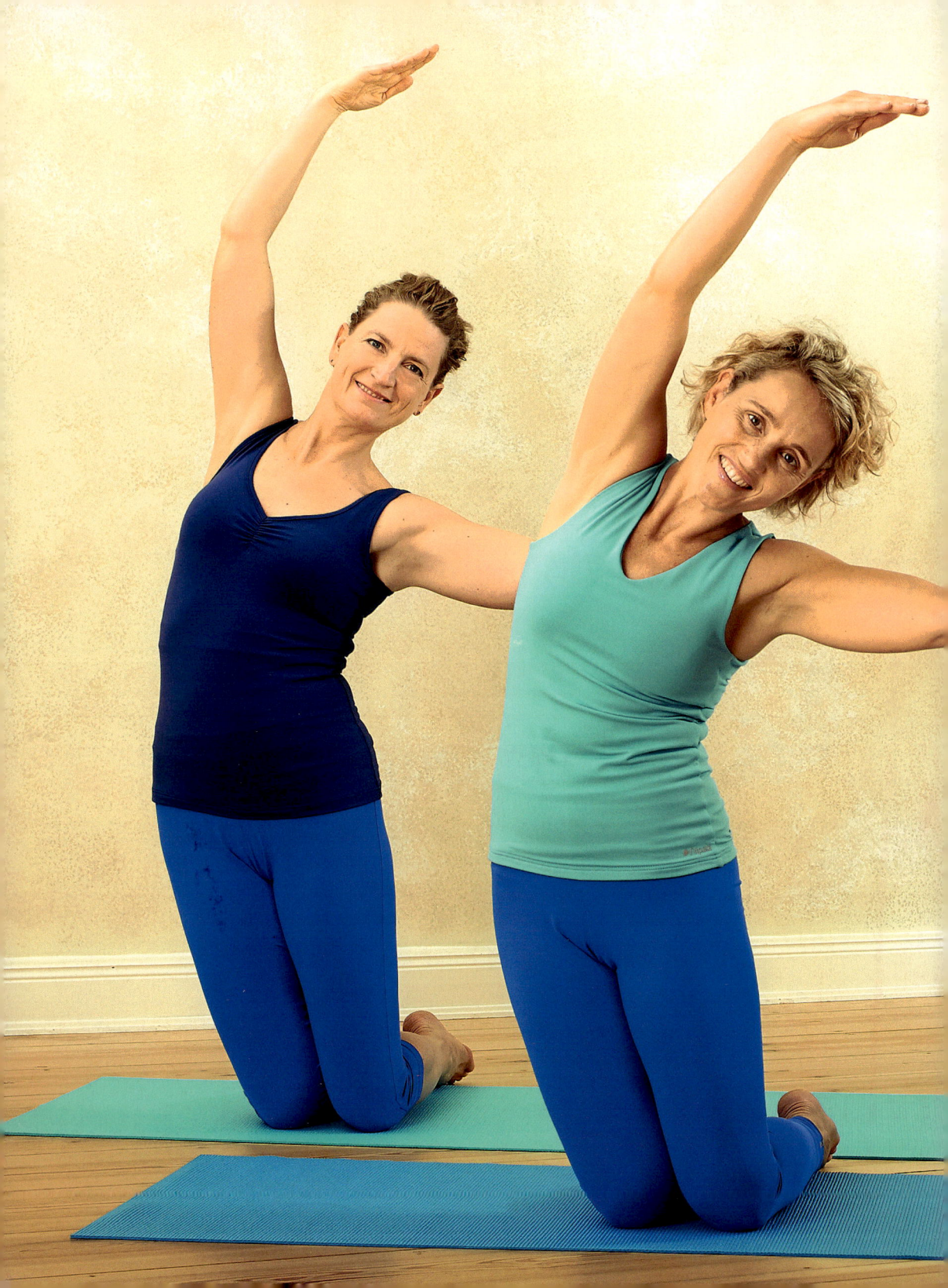

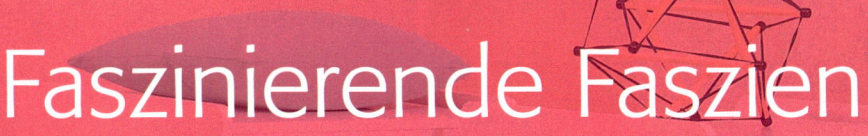

# Faszinierende Faszien

Das Verstehen von faszialen Strukturen setzt ein Umdenken von Gewohntem und ein Einlassen auf Ungewohntes voraus. In diesem Kapitel werden die hochkomplexen, sehr vielseitigen Aspekte und weitreichenden Zusammenhänge des faszialen Netzwerkes zu leicht verständlichen Themenblöcken zusammengefasst und auf das beschränkt, was für die eigene Anwendbarkeit wichtig ist.

# Geschichte der Faszienforschung: warum (erst) jetzt?

Lange wurde »das Weiße« um den Muskel herum als bloßes Verpackungsmaterial abgetan und in der Forschung unbeachtet gelassen. Bindegewebe hatte den Stellenwert von leblosem Füllmaterial, und Bänder und Sehnen fingen an einem Knochen und/oder Muskel an und hörten an einem anderen auf. Als Teile des Bewegungsapparates erforschte man Knochen, Nerven, Bänder und Sehnen und vor allem Muskeln. Dieses Erklärungsmodell hatte aber Lücken in Bezug auf diverse Bewegungsphänomene. Besonders, wenn es um extreme Bewegungsleistungen ging, kam man mit dem gewohnten Wissen nicht weiter. Denn: Wie schaffen es Ultramarathonläufer, 100 Kilometer an einem Tag zu laufen? Wie bündeln Shaolin-Mönche ihre Kräfte? Wo nehmen Artisten diesen anmutigen Gesamtkörperausdruck in ihren Bewegungen her?

Eine Antwort auf diese Fragen bietet nun die Forschung rund um die Faszien: Dass es Faszien gibt, ist schon länger bekannt, aber welche Bedeutung diese für den Körper haben, wird erst seit einigen Jahren erforscht. Das liegt auch an jetzt erst verbesserten bzw. entwickelten bildgebenden Verfahren, wie z. B. Ultraschallgeräte, die Faszien und ihre Struktur detailliert sichtbar machen können.
Einigen Forschern (u. a. Dr. Robert Schleip) ist es 2007 gelungen, einen internationalen Faszienkongress an der Harvard University zu platzieren und Kollegen in aller Welt für dieses Thema zu begeistern. Seitdem ist ein wahrer »Run« entstanden, denn nicht nur die bisher bereits als Faszien bekannten Strukturen bekommen nun Aufmerksamkeit.

Darüber hinaus fand man heraus, dass alle kollagenen Strukturen, also auch das Bindegewebe, Bänder und Sehnen, Teil des körperweiten faszialen Netzwerkes sind. Auch aus der Richtung der Erfahrungslehren (Meridiane, Akupunktur, fernöstliche Bewegungsformen, ganzheitliches Bewusstsein etc.) erschließen sich durch das Faszienwissen beweisbare Vorgänge und Wirkungsweisen.

Nicht nur das Gewebe an sich ist faszinierend. Mit den neuen technischen Möglichkeiten wurde das »Füllmaterial« zum lebenden Organ! Z.B. enden im faszialen Gewebe Nervenbahnen, die auf Stress bzw. Entspannung reagieren und Impulse übermitteln. Zusätzlich finden Stoffwechselprozesse statt, die u. a. für das Immunsystem von großer Bedeutung sind.

Die große Komplexität weckt das Interesse von Forschern auf ganz unterschiedlichen Gebieten. Eine Besonderheit in der »Faszien-Community« ist die Offenheit unter allen Interessierten. Man ist dabei, ein weltweites und spartenübergreifendes Netzwerk zu bilden, das in kürzester Zeit riesige Schritte in der Erforschung der Faszien nach vorn gemacht hat und auch in Zukunft machen wird!

# Was sind Faszien?

Wenn man »Faszien« im Plural verwendet, dann ist das keine korrekte Bezeichnung. Genau genommen handelt es sich um *eine* Faszie in Form eines faszialen Netzwerkes, das unseren ganzen Körper durchzieht und umgibt. Faszien werden alle Strukturen genannt, die Kollagen (ein »Gerüst«-Protein) enthalten. Dazu gehören auch das sogenannte Bindegewebe, Bänder und Sehnen.

Faszien modellieren sich immer wieder neu. Es herrscht ein ständiges »Auf-, Ab- und Umgebaue«, es wird ununterbrochen verwoben, getrennt, gezogen und gedrückt.

Zum besseren Verständnis geht man zurück zum Ursprung eines Lebewesens: zur Eizelle. Sobald die Eizelle befruchtet ist, teilt sie sich nicht durch Trennung, sondern durch Einstülpen der Hülle. Dabei wird das Gewebe nicht gedehnt, sondern es erweitert sich in gleichbleibender Qualität. Die Hülle ist fasziales Gewebe. Mit jeder weiteren »Teilung« stülpt sich die Faszie erneut ein, und es entstehen Zellen, aus denen Organe, Nerven, Muskeln und später auch Knochen gebildet werden. Jede einzelne Zelle, kleinere und größere Zellverbunde (Muskelfasern etc.), komplette Segmente (Organe, Muskeln etc.) und schlussendlich der ganze Körper sind von faszialen Strukturen umgeben, durchzogen, durch sie verwoben und untereinander verbunden. Der fertig entwickelte Mensch ist also – faszial gesehen – ein Riesenorigami und besteht aus einem einzigen »Faszienblatt«!

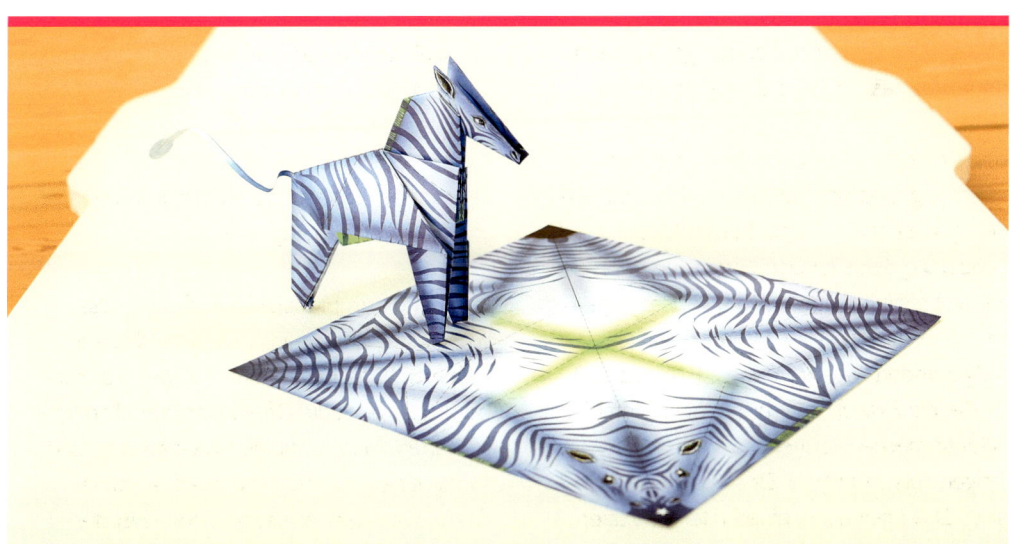

**Dieses dreidimensionale Zebra ist aus *einem* Blatt Papier entstanden.**

# Wozu braucht man Faszien?

Das fasziale Netzwerk erfüllt viele unterschiedliche Funktionen. Diese kann man unter drei Hauptfunktionen zusammenfassen.

### 1. Stabile Flexibilität

- *Faszien* sind, wie ein Gummiband, nachgebend und haltend zugleich.
- *Faszien* ziehen sich als omnipräsentes Gewebenetzwerk durch und um unseren Körper: Sie umhüllen, verbinden, stabilisieren, geben Form, halten uns durch Dehnspannung aufrecht und alles an seinem Platz.

- *Faszien* erhalten die Organstrukturen und deren Funktionsfähigkeit aufrecht.
- *Faszien* sind fest mit Muskeln in einer Symbiose verbunden. Sie sind an jeder Muskelbewegung beteiligt, ermöglichen unser Fortbewegen und machen uns körperlich leistungsfähig.
- *Faszien* bewirken elastische Spannkraft, die zum einen zum Hüpfen, Springen, Werfen, Schießen befähigt, zum anderen sowohl federnde als auch geschmeidige Bewegungen zulässt.

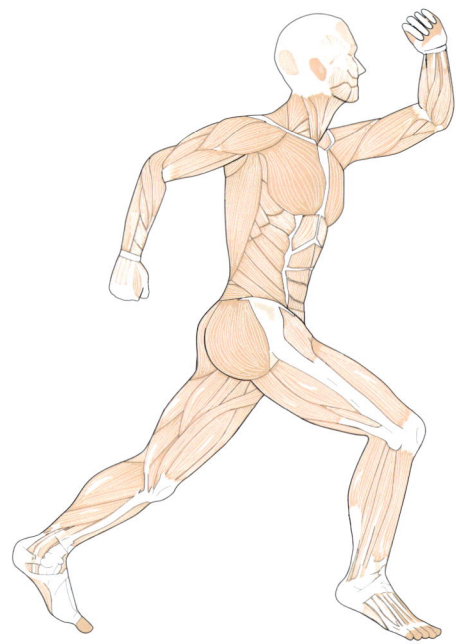

Das fasziale Netzwerk umgibt wie ein Anzug mit unzähligen Taschen den ganzen Körper. Jede Tasche geht dabei nahtlos in zahlreiche weitere Beutel über. Durch dieses endlose »Beutel-in-Beutel«-Prinzip ist das fasziale Netz im Körper allgegenwärtig.

- *Faszien* sind eingebettet in weite Muskel-Faszien-Ketten (myofasziale Ketten), die den Körper in Länge, Breite und Tiefe durchziehen, und so entfernte Teile des Körpers in unmittelbare Reaktion zueinander setzen.
- *Faszien* speichern und erzeugen Energie und geben sie in Form von Kraft und Schnelligkeit weiter.

## 2. Sechster Sinn

- *Faszien* sind das umfassendste Sinnesorgan des Menschen.
- *Faszien* reagieren auf Impulse und verschiedene Arten von Stimulation mit An- und Entspannung.
- *Faszien* geben innere Orientierung: Sie sind das Werkzeug für die Körperwahrnehmung und die Steuerung von Bewegungen.
- *Fuszien* geben äußere Orientierung: Sie setzen den Bezug vom Körper zur Umwelt.
- *Faszien* geben das Gefühl, in seinem Körper »zu Hause« zu sein.
- *Faszien* haben eine enge Beziehung zum (vegetativen) Nervensystem und stehen in Wechselbeziehung mit diesem.
- *Faszien* nehmen über Rezeptoren Empfindungen und Schmerz wahr, sind Hauptempfänger für Bewegung und nehmen Muskelspannung und Gelenkpositionen wahr.
- *Faszien* agieren als ausgefeiltes Kommunikationssystem zwischen der bewegbaren Muskulatur (aktives Bewegungssystem) und den Knochen des Skeletts (passiver Bewegungsapparat) bzw. der Organe.

## 3. Schützende Versorger

- *Faszien* sind unsere körpereigene Verletzungs- und Sturzprophylaxe.

- *Faszien* verbessern das Immunsystem, da sie Zellen beherbergen, die Krankheitserreger umfließen, einschließen und verdauen.
- *Faszien* machen widerstandsfähiger, indem sie um die Zelle Barrieren gegen ein Eindringen von Krankheitserregern bilden.
- *Faszien* beschleunigen die Regeneration durch »Zellbauarbeiter« (Fibroblasten), die für Aufbau, Reparaturen und Säuberung in den Zellen zuständig sind.
- *Faszien* sind Teil des Stoffwechsels. Durch den Austausch von Nähr- und Abfallstoffen mit Arterien und Lymphgefäßen übernehmen sie eine wichtige Transportfunktion.

## Fit ins hohe Alter

Hält man sich an die »faszialen Regeln«, ist der Körper gut gerüstet für ein langes Leben mit hoher Lebensqualität. Dazu hilft auch die Orientierung an den »Rahmenbedingungen« der Natur. Nimmt man z. B. die Landwirte vor dem technisierten Zeitalter: Sie verrichteten sehr unterschiedliche Tätigkeiten mit abwechslungsreichen Bewegungsabläufen. Es gab einen Rhythmus zwischen anstrengender Aktivität und ausreichenden Ruhepausen, sowohl im Tagesablauf, entsprechend des Tageslichts, als auch in den Jahreszeiten mit seinen unterschiedlichen Witterungsverhältnissen. Die damaligen Bauern gehörten zu der Berufsgruppe mit der höchsten Lebenserwartung.

# Aufbau/Substanz

Die Befähigung, sich nahezu unendlich zu erweitern, unterschiedliche Formen anzunehmen, stabil, reißfest und trotzdem flexibel und geschmeidig zu sein, ist in der einzigartigen Strukturbeschaffenheit der Faszien begründet. Mikroskopische Aufnahmen von lebendem faszialen Gewebe bieten eindrucksvolle Einblicke und erfordern ein Umdenken in Bezug auf bekannte Strukturgesetzmäßigkeiten. Zu sehen sind Fasern, die ihre Länge ohne Qualitätsveränderung variieren, deren Verbindungen sich reibungslos verändern und deren Baupläne sich ununterbrochen den aktuellen Anforderungen auf unterschiedliche Weise anpassen.

Und auch die Flüssigkeit, die die Fasern umgibt und durchtränkt, ändert je nach Bedarf ihre innere Zusammensetzung und Konsistenz.

Je nach Funktion gibt es folgende zwei Faszientypen:

## 1. Lockeres fasziales Gewebe

Das gleitende Gewebe befindet sich in den Freiräumen des Körpers und hat einen besonders hohen Anteil an Grundsubstanz (wird im allgemeinen Sprachgebrauch oft als Bindegewebe bezeichnet). Dadurch eignet es sich gut als Wasser- und Fettspeicher, Transportmedium und Aufenthaltsort für Zellressourcen. Zu seinen Aufgaben zählen die Dämpfung und Pufferung der Lymph-, Blut- und Nervenbahnen, die Wundheilung sowie die Einlagerung und Verbindung von Organen. Durch das lockere Gewebe kann eine Verschieblichkeit der Organe im Körper toleriert werden. Dies kommt täglich

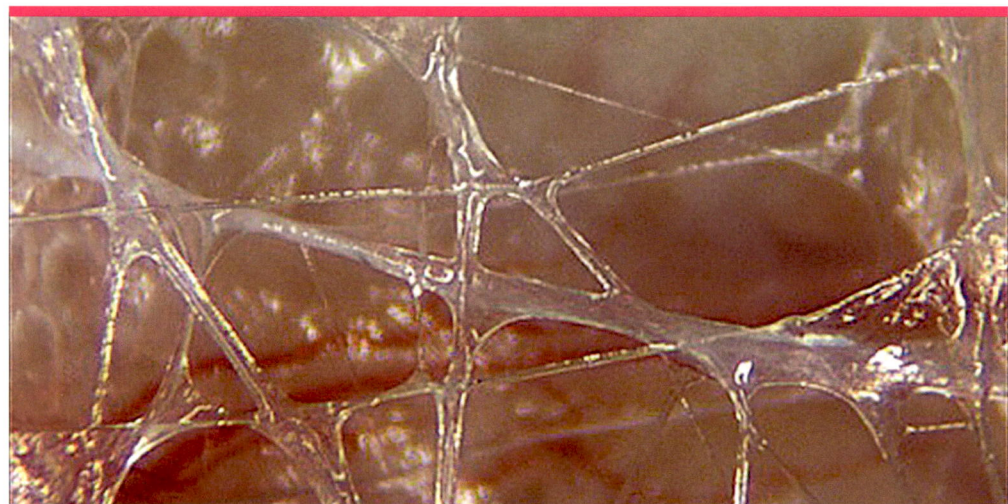

**Fasziales Gewebe: Dreidimensional zieht es wie ein feuchtes Spinnennetz durch den Körper. Ein Netz, das sich ständig in Bewegung befindet und verändert.**

zum Tragen, z. B. beim Atemvorgang, bei dem sich u. a. die Nieren jedes Mal um vier bis sechs Zentimeter nach unten und oben verschieben, und auch in Extremsituationen, wie z. B. einer Schwangerschaft, bei der alle Organe ihren angestammten Platz verändern müssen. Rezeptoren machen das Gewebe besonders empfänglich für mechanische und manuelle Reize wie Drücken, Ziehen und Streichen in Längsrichtung.

## 2. Straffes fasziales Gewebe

a) mit Scherengitterausrichtung für überwiegende Elastizität (u. a. Muskelhüllen, Sehnenplatten) und Verschieblichkeit zwischen allen Muskeln, zwischen allen Organen und teilweise zwischen Muskeln und Knochen

b) mit parallel verlaufenden Fasern für überwiegende Stabilität (u. a. Sehnen und Bänder)

### Anti-Aging

Die Optik und das Gefühl von Jugendlichkeit und Vitalität hängen ganz stark mit dem Zustand des faszialen Netzwerkes zusammen! Beachtet man entsprechende Aspekte bei der Lebensweise, dem Bewegungsmuster und beim Umgang mit dem eigenen Körper, so ist es möglich, das fasziale Gewebe um 20 Jahre jünger als das biologisches Alter aussehen zu lassen! Der positive, verjüngende Effekt des Faszien-Trainings zeigt sich bereits nach wenigen Monaten und verändert die Ausstrahlung.

und Krafttransfer, die hoher Zugkraft standhalten können, hauptsächlich zwischen Muskeln und Knochen

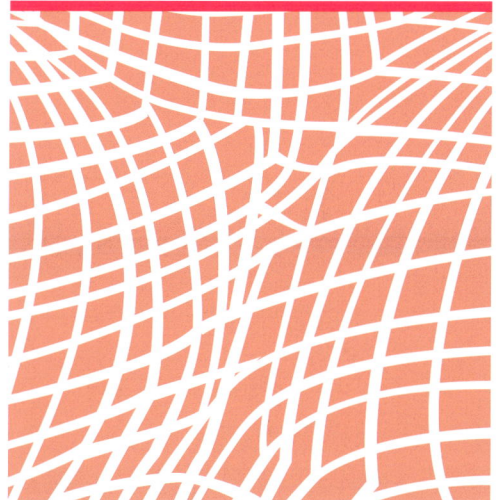

**Dieser scherengitterartige, geordnete Faserverlauf erlaubt eine starke Dehnung in alle Richtungen.**

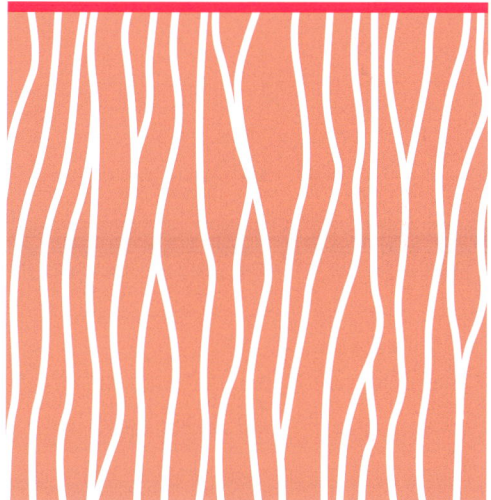

**Parallel verlaufende Fasern sind straff, stabilisierend und nur gering dehnfähig.**

# Verschiedene fasziale Strukturen

Sprechen wir von »den Faszien«, dann meinen wir das ganze Fasziennetzwerk. Teile des Netzwerkes haben sich dem Alltagsbedarf entsprechend unterschiedlich entwickelt. Dort hat eine Anpassung auf die jeweils gegebenen örtlichen Belastungen stattgefunden.

Auch wenn es sich eigentlich um ein Fasziennetzwerk handelt, unterscheidet man zum besseren Verständnis im Sprachgebrauch einzelne Faszienbereiche, indem man sie in drei verschiedene Grundstrukturen einteilt bzw. aufgrund ihrer Lage benennt.

## 1. Oberflächliche Faszienschicht *(Fascia superficialis)*

Wie ein Ganzkörperanzug hält die körperumspannende Faszienschicht den Körper zusammen, gibt ihm Halt, Form und Kontur. Sie ist straff und trotzdem dehnbar (siehe Grafik).

### Lage
- direkt unter der Haut, mit dem Unterhautfettgewebe verwoben

### Beschaffenheit
- lockere Faszienschicht, die auch subkutane Schicht genannt wird
- beinhaltet viel (Fett-)Gewebe mit Blutgefäßen und Nerven
- mit den tiefen Faszienschichten durch lockeres Bindegewebe verbunden
- Faserausrichtung ist überwiegend in verschiedene Richtungen ausgerichtet (multidirektional)

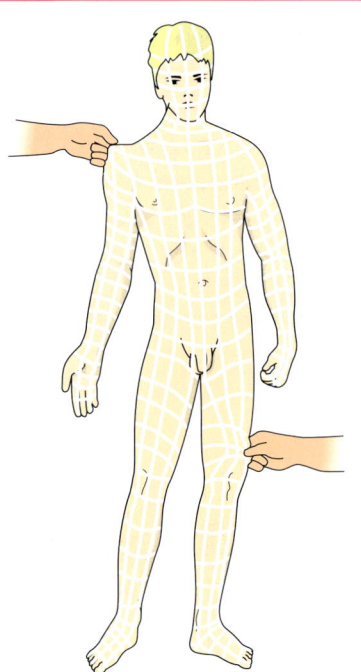

Die äußere Schicht des faszialen Netzwerkes umhüllt den ganzen Körper.

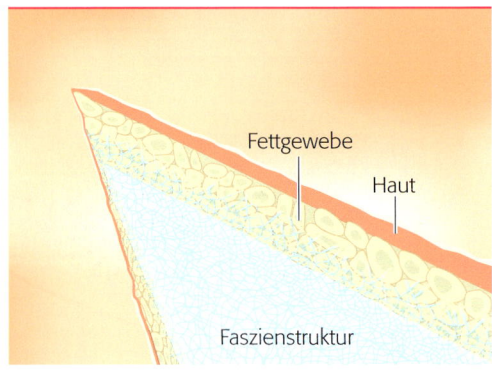

Fettgewebe

Haut

Faszienstruktur

Die Oberflächenfaszie verläuft direkt unter der Haut und ist mit dem Unterhautfett verwoben.

### Funktionen

- prägt äußeres Erscheinungsbild des Körpers
- sehr gleit- und anpassungsfähig
- bei Dehnbelastungen widerstandsfähig
- zieht sich nach Ausdehnung in Ausgangsposition zurück

## 2. Tiefe Faszienschicht
### (Fascia profunda)

Die dichte und faserige tiefe Faszienschicht umhüllt ebenfalls den ganzen Körper. Besinnt man sich zurück auf das »Einstülpungsprinzip« (siehe Seite 11), ist die oberflächliche Faszienschicht der äußere Teil und die tiefe Faszienschicht der innere Teil einer eingestülpten Hülle und deshalb sind sie in Wechselwirkung engst miteinander verbunden, da es sich um ein fasziales Netzwerk handelt.

Im Raum dazwischen befindet sich Flüssigkeit, damit die Gewebeschichten bei jeder Bewegung Abstand zueinander halten und ungehindert gleiten können. Dort sitzen auch zahlreiche Rezeptoren, die für die Körperwahrnehmung (Propriozeption) zuständig sind.

Die tiefe Faszienschicht geht von der den Körper umhüllenden Form nahtlos über in unzählige »Beutel«, die wieder unzählige »Beutel« bilden usw. Diese stülpen in den Körper hinein und durch ihn durch. So bilden einige »Beutel« die Muskelhüllen, während andere im Muskel stützende Trennwände formen und so den Muskel in kleinere Einheiten unterteilen, die sich wiederum zu immer feineren »Beuteln« verzweigen. Dieses sich verzweigende »Beutel-in-Beutel-Prinzip« zieht sich in jeden Winkel des Körpers und um jede einzelne Muskelzelle.

Neben den »Beuteln« bildet die tiefe Faszienschicht – je nach Funktion und Belastung – teilweise feste Gurte (z. B. eine lange, breite Sehne wie an der Außenseite des Oberschenkels), Häute (z. B. Septen zur Unterteilung der Bauchmuskeln) und Sehnenplatten, sogenannte Aponeurosen (z. B. im unteren Drittel des Rückens).

Bildlich kann man sich das wie eine »Weißwurst-Kette« vorstellen: Die Wursthülle hält die Füllung in Form, ist in ihrer Ausdehnung relativ flexibel, dafür aber reißanfällig. Endet die einzelne Wurst,

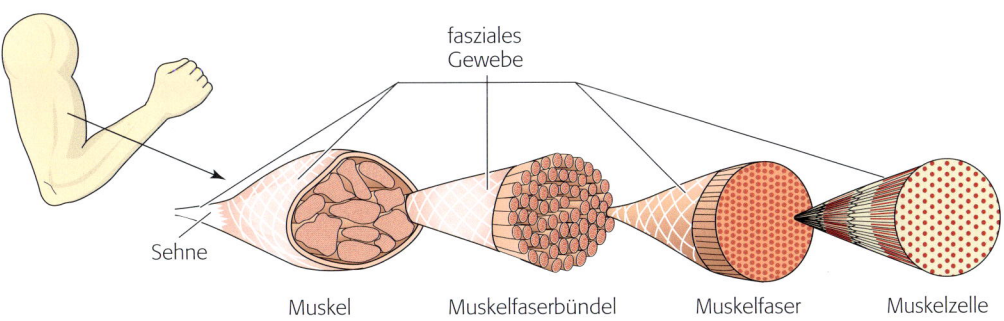

fasziales Gewebe

Sehne    Muskel    Muskelfaserbündel    Muskelfaser    Muskelzelle

**Die tiefere Faszienschicht umgibt sowohl den Muskel als Ganzes als auch jeden Bestandteil im Einzelnen. Alle diese »Hüllen« laufen am Ende des Muskels zusammen und werden zu Sehnen.**

verdreht und verbindet sich die Hülle zu einem reißfesten, aber kaum dehnungsfähigen Übergangsstück zur nächsten einzelnen Wurst usw. Die Hülle passt sich in ihrer Beschaffenheit dem Bedarf an, bleibt aber intakt. Dieser Vergleich passt ganz gut zu dem Verständnis von Muskelketten, die sich durch unseren Körper ziehen und den Körper als Ganzes in Bewegungen einbeziehen (siehe Grafik Seite 17).

### Lage
- Körper umfassend und durchdringend

### Beschaffenheit
- je nach Funktion spezialisiert; ist beispielsweise die Belastungsrichtung multidirektional (wie z.B. bei den Muskeln), verflechten sie

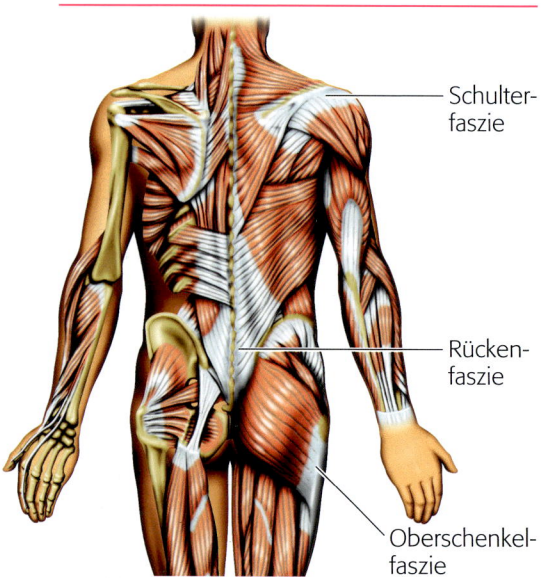

Schulterfaszie

Rückenfaszie

Oberschenkelfaszie

**Beispiele für Sehnenplatten im Körper. Weitere finden sich z.B. in der Fußsohle und den geraden Bauchmuskeln.**

sich scherengitterartig; ist die Belastungsrichtung immer gleich (wie es z.B. bei Sehnen und Bändern der Fall ist), richten sich die kollagenen Fasern parallel zueinander aus.

- Dichte und Elastizität richten sich nach der jeweiligen Funktion.

### Funktionen
- Intermuskuläre Faszie: Sie umgibt und verbindet Muskeln, organisiert sie zu funktionellen Einheiten und ist sehr anpassungsfähig; sorgt für die Gleitfähigkeit der Muskeln zueinander und ist auch im Verbund mit Sehnen, Bändern und anderen Strukturen für diese zuständig; gibt über Sensoren eine Rückmeldung über Lage, Bewegung, Beweglichkeit der einzelnen Muskeln und der benachbarten Strukturen.

- Sehnen und Bänder: Bleibt man beim »Weißwurstketten-Bild«, bilden sie die Übergänge/Zwischenstücke zwischen den »Würsten«. Sie sind also keine einzeln zu sehenden Verbindungen zwischen Knochen, sondern ein Teil der Faszie, die sich um Muskeln oder Organe hüllt, welcher sich aber einer anderen Funktion angepasst hat.

- Sehnenplatten (Aponeurosen/Septen): Flächige Faszienstrukturen bilden dort dicke, feste Sehnenplatten (Aponeurosen), wo ein hoher Kraftaufwand bzw. eine explosive Spannungsentladung (Katapulteffekt) nötig ist. Sie sind auch in der oberflächlichen Faszienschicht zu finden bzw. bilden ein Verbindungskreuz zwischen beiden Faszienschichten. »Septen« nennt man kollagene

Teilungshäute, die z. B. die geraden Bauch-muskeln untergliedern.

- Knorpel und Gelenkskapseln: Im Gelenk sind spezielle Unterformen des faszialen Gewe-bes zu finden. Sie sind Teile der Gelenk-kapsel und umhüllen Knorpelgewebe. Die Unterformen sind verantwortlich dafür, dass Be- und Entlastung im Gelenk stattfinden kann und sorgen für ein vernünftiges Dämp-fungsverhalten.

## 3. Viszerales Faszien-System

Jedes Organ ist von einer faszialen Hülle um-geben und mit den daraus gebildeten Bändern im Körper zur Lagesicherung »aufgehängt« und im Weiteren in das körperweite Fasziennetz integriert.

**Lage**
- umgibt einzelne Organe als Haut: Beispiel-weise ummanteln Hirnhäute das Gehirn (Meningen), wird das Herz von einem Beutel umschlossen (Pericardium) und ist die Lunge vom Lungenfell umgeben (Pleura)

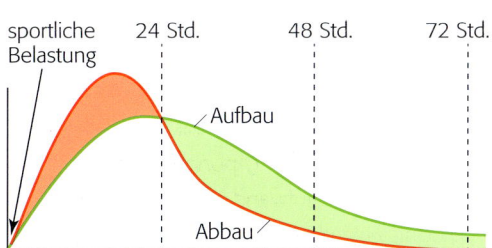

**Zeitraum der Kollagen-Veränderung nach sport-licher Belastung: rot = Abbau überwiegt, grün = Aufbau überwiegt**

- umgibt Strukturen, die vertikal durch die Körpermitte vom Kopf bis zum Becken verlaufen (wie z. B. Blutgefäße)

**Funktion**
- sorgt für eine Abgrenzung und Gleitfähigkeit zu benachbarten Strukturen
- verbindet ein Organ mit seiner Umgebung

## Regeneration

Das fasziale Netz befindet sich permanent im Ab- und Wiederaufbau. Nach ca. einem Jahr hat sich die Hälfte der Kollagene neu gebildet.
Je verfilzter die Kollagenstruktur, desto länger dauert die Regeneration.

Die durch sportliche Belastung stimulier-ten Reparaturzellen (Fibroblasten) zeigen in den nachfolgenden 1–2 Tagen einen stärkeren Ab- als Aufbau und erst dann überwiegt der Aufbau von Kollagen. Nach 72 Stunden ist die Regeneration abge-schlossen und der Endzustand weist eine etwas hochwertigere Qualität auf als der Ausgangszustand vor dem Training.

Entstehen allerdings Kollagenschäden, z. B. bei Verletzungen, bleiben Schwachstellen, da das neu gebildete Kollagen dicker und weniger geschmeidig ist. Hierauf sollte ein besonderes Augenmerk gerichtet werden. Bleiben Missempfindungen oder Schmer-zen, wenden Sie sich an einen erfahrenen Therapeuten.

# Fasziale Bestandteile

Faszien bestehen aus Fasern, die von einer Flüssigkeit (Grundsubstanz) durchzogen und umgeben sind. Das Verhältnis der Bestandteile zueinander beeinflusst ihre Funktion. Faszien schaffen räumliche Trennung und zugleich formgebenden Halt. Das ist bei Menschen und Tieren so, aber auch in der Pflanzenwelt. Besonders gut eignet sich der Vergleich mit einer Zitrusfrucht: Die Häute trennen einzelne Bereiche in der Frucht, zugleich halten sie die Konsistenz der Frucht zusammen. Würde man die Häute entfernen, hätte man lediglich Fruchtsaft. Aber auch die Häute selbst bestehen zu einem großen Teil aus Flüssigkeit, in welcher Fasern verlaufen. Insgesamt sorgt dieses Strukturmodell einer Zitrusfrucht auch für eine hohe Dehnungstoleranz, anders als bei einem Apfel oder einer Banane. Drückt man einen Apfel oder eine Banane, entstehen Druckflecken. Drückt man eine Zitrusfrucht, wird der Druck, bis zu einem gewissen Maß, toleriert und die Frucht kommt nach Beendigung des Druckeinflusses wieder in ihre ursprüngliche Form zurück.

## Fasern

Die einzelnen Fasern haben im gesunden Zustand eine ausgeprägte Wellung, die es ihnen ermöglicht, (wie eine Sprungfeder) in ihrer Länge der Anforderung zu entsprechen, dabei einen Spannungszustand zu gewährleisten und jederzeit in die ursprüngliche Form zurückzukehren. Die Fasern haben aufgrund ihrer Funktion entweder eine scherengitterartige Anordnung oder einen längsgerichteten Verlauf (siehe Seite 15). Damit die Faszien sich den verschiedenen Anforderungen angemessen anpassen können, gibt es zwei Fasertypen. Diese sind zwar immer gleichzeitig vorhanden, ihr Anteil variiert allerdings entsprechend der Regelbelastung. Die Fasern bilden sich hauptsächlich aus Kollagen (zugfestes Protein) = kollagene Fasern und zu einem geringen Anteil aus Elastin (elastisches Faserprotein) = elastische Fasern. Durch Dehnreize wird die Produktion von kollagenen Fasern angeregt; durch dynamische Reize die Produktion von elastischen Fasern.

## Fasertypen in den Faszien

### Kollagene Fasern

- geben der Faszie ihre Festigkeit und Stabilität
- sind weiß (oder wenn sie älter sind gelblich)
- erneuern sich in der Regel innerhalb von 10–18 Monaten
- geben der Faszie Gewebeelastizität (Kollagene sind trotz ihrer Festigkeit gebenden Eigenschaften etwas elastisch)
- sind überwiegend wellenförmig

### Elastische Fasern

- geben der Faszie ihre Elastizität
- sind gelblich, bestehen fast ausschließlich aus Elastin(fasern)
- lassen das Gewebe ohne Aufwand nach einer Dehn(spann)ung in seine ursprüngliche Form zurückgleiten
- speichern durch Dehnung Energie, die freigesetzt wird, wenn der Zug losgelassen wird

# Grundsubstanz

Die Grundsubstanz besteht aus ca. 70 %
Wasser sowie Zucker-Eiweiß-Verbindungen
(= Verbindungsproteine) und Reparaturzellen
(= Fibroblasten). Dadurch ist sie klebrig, zäh-
flüssig und vereinigt Merkmale von Flüssigkeiten
und Festkörpern in sich (viskoelastisch). Sie
befindet sich sowohl innerhalb als auch außerhalb von Zellen (interzellulärer Raum) und verbindet Zellen, Kollagenfasern und elastische
Fasern miteinander. Die Grundsubstanz stabilisiert das Kollagengewebe und schützt es vor
Überbelastung und unerwünschten Einwirkun-
gen. Zugleich ermöglicht sie ein Gleiten der
Fasern, die Verteilung von Nähstoffen und den
Abbau von Abfallprodukten.

Durch ein gesundes Milieu in der Grundsubstanz können die Immunzellen schnell reagieren
und sich ungehindert im Körper bewegen. So
werden Abwehr- und Selbstheilungskräfte effektiv unterstützt.

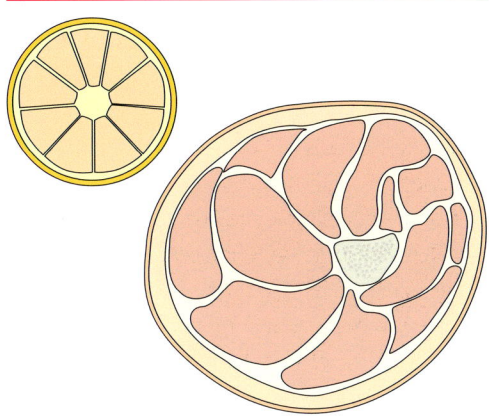

Ein bildlicher Vergleich:

links: Schnitt durch eine Zitrusfrucht

rechts: Schnitt durch einen menschlichen
Oberschenkel

Man sieht jeweils deutlich die zugleich trennende
und verbindende Funktion der Fasern sowie die
feuchte Substanz dazwischen. Beides bedingt
einander, um in dieser Form zu bleiben. Auch
eine Orange ist stabil und nachgiebig zugleich.

## Bestandteile der Grundsubstanz

### Wasser

- Wasserspeicher des Körpers
- sorgt für eine angemessene
  Durchfeuchtung der Faszie und
  ihres Milieus
- wird in der Grundsubstanz gebunden, u. a. um den pH-Wert
  auszugleichen
- Transportmedium für Versorgung und Abtransport von
  Stoffwechselprodukten und
  Immunzellen
- für eine gesunde Struktur-
  verschieblichkeit nötig

### Verbindungsproteine

- »Klebstoff« (Heparin, Fibro-
  nectin, Hyaluron), verbinden
  Kollagenfasern mit Zellmem-
  bran
- schaffen Informationsaustausch
  zwischen Zelle und Zellum-
  gebung
- ermöglichen angemessene
  Reaktion

### Fibroblasten

- »nomadische Bauarbeiter,
  Putztruppe und Handwerker«
- wichtige Zellen für den Aufbau
  und Erhalt der Funktion des
  faszialen Netzes
- tragen zum Abbau nicht
  benötigter Stoffe bei
- reparieren defekte »Matrix-
  Gerüstelemente« und spielen
  eine wichtige Rolle bei der
  Wundheilung
- benötigen angemessenen
  Raum, aber auch Stimulation;
  reagieren auf Druck

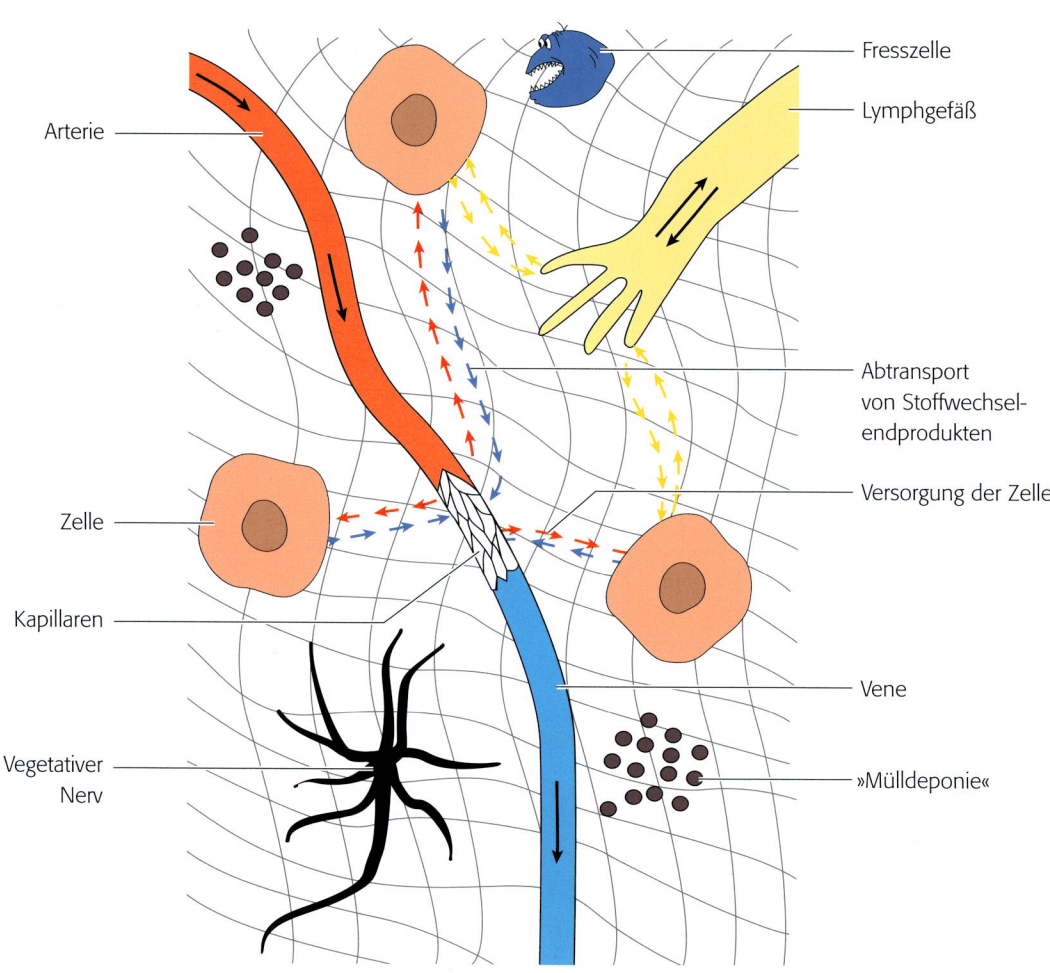

Fresszelle

Lymphgefäß

Arterie

Abtransport
von Stoffwechsel-
endprodukte

Versorgung der Zelle

Zelle

Kapillaren

Vene

Vegetativer
Nerv

»Mülldeponie«

In der Grundsubstanz arbeiten Abwehrkräfte und es findet ein reger Austausch von Informationen und Stoffwechselprodukten statt.

# Der innere Ozean – Hydroaspekt

Die Grundsubstanz der Faszie besteht zu ca. zwei Dritteln aus Wasser. Dabei handelt es sich um sogenanntes »gebundenes Wasser«, also Wasser, welches durch die Anbindung des Wassers an die festen Substanzen in der Faszie entsteht. Durch die gebundene Form kann das Wasser wie in einem Flussbett geführt werden, sodass es nicht in alle Richtungen wegfließt, sondern als Transportmedium, ähnlich einer Wasserstraße, genutzt werden kann.

Der Wasserhaushalt in der Faszie unterliegt einem osmotischen Prozess, in dessen Folge verbrauchtes Wasser aus der Faszie herausgedrückt und frisches wieder hineingezogen wird (Hydroaspekt). So kommt es zu einem ständigen Wasseraustausch, was z. B. wichtig für die Zufuhr und den Abbau von Stoffwechselprodukten und Immunzellen ist.

Bildlich gesehen wird ein stehendes Gewässer modrig, während ein fließendes frisch bleibt.

Damit unser innerer Ozean gesund und vital bleibt, reichen im Grunde ein vielseitiges aktives Alltagsverhalten, eine abwechslungsreiche Ernährung und eine angemessene Wassertrinkmenge aus, um ein gut durchgewässertes Milieu in der Faszie in Fluss zu halten.

Um diesen Hydroaspekt, also die Fließbarkeit des Wassers, zu unterstützen, gibt es spezielle Übungen, die die Faszie »auspressen«. Dadurch wird zum einen die Flüssigkeitsproduktion in den Fibrolasten angeregt und zum anderen durch den anschließenden Sogeffekt die Faszie dazu verleitet, wieder frisches Wasser aufzunehmen (siehe Seite 102 f.). Ähnlich wie bei einem Schwamm, den man unter Wasser ausdruckt und dann loslässt.

Des Weiteren unterstützen adäquate Bewegungspausen die Wasserregeneration (s. Kasten Seite 19). Der Schwamm benötigt auch Zeit, um sich vollständig mit Wasser vollzusaugen.

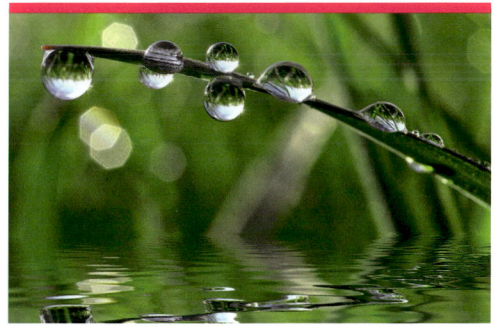

**Wasser in gebundener Form: Der Tropfen hat durch die Oberflächenspannung Stabilität.**

## Wasser

Wasser gibt es in vier unterschiedlichen Zuständen: flüssig, fest, gasförmig und gebunden. Gebundenes Wasser verfügt über eine Oberflächenspannung, die es am Wegfließen hindert. Ein gutes Beispiel für die Verdeutlichung dieser Eigenschaft ist ein Wackelpudding: Er besteht zu 99 % aus Wasser und ist trotzdem fest!

## Transportfunktion – Stoffwechsel

Der Austausch von Wasser inklusive der Stoffwechselprodukte findet zwischen der Grundsubstanz, den Blut- und den Lymphgefäßen statt und ist ein wesentlicher Teil des Stoffwechsels im Organismus. Eine reibungslose Umwandlung von Stoffen hängt aber nicht nur von einer ausgeglichenen Grundsubstanz ab, sondern auch von der Konstitution des Blutes und der Lymphe. So bedarf es eines basischen ph-Werts im Blut von 7,35–7,45. (siehe Infokasten Seite 25). Wird diese Grenze unter- bzw. überschritten, wird es schnell lebensbedrohlich. Vorbeugend verbleibt daher das »verbrauchte« Wasser in solchen Fällen so lange in der Grundsubstanz der Faszie, bis eine angemessene Möglichkeit entsteht, dieses Wasser abzugeben und zu erneuern. Können die Stoffwechselendprodukte nicht mehr angemessen in den Blutkreislauf entsorgt werden, kommt es zu einem Stau in der Zellenfaszie. Man bezeichnet diese Ablagerungen auch als »Schlacke«. Der Wasseraustausch verlangsamt sich und kann sogar ganz zum Stillstand kommen. So gelingt auch die Versorgung der Zelle nur noch sehr eingeschränkt, sie verkümmert und kann schlimmstenfalls entarten (Krebs).

## Schutzfunktion – Immunsystem

Ein guter Wasserhaushalt in der Faszie ist auch eine Grundvoraussetzung für ein intaktes Immunsystem und für funktionstüchtige Organe. Fasziengewebe teilt die Organe in einzelne Segmente und hält die Organstruktur aufrecht. Ist die Faszie gesund, schützt sie auf zweifache Weise den Organismus. Zum einen ist sie durch »Fresszellen« in der Lage, Eindringlinge zu eliminieren. Zum anderem bildet sie eine effektive Barriere um die Zellen gegen Viren und Bakterien.

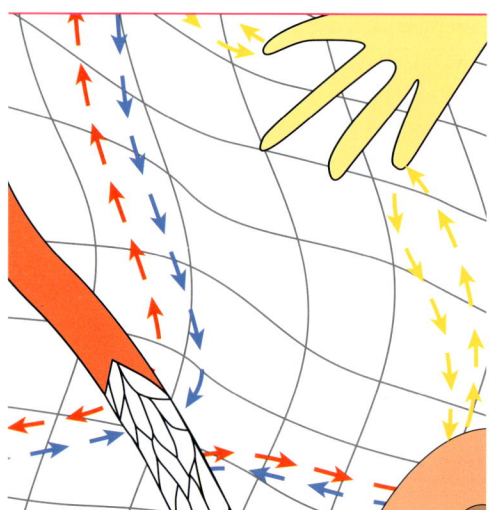

Über das gebundene Wasser in der Faszie läuft der Austausch von Nähr- und Abfallstoffen.

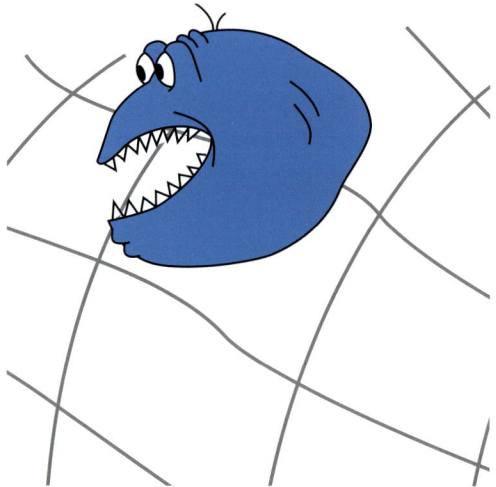

»Fresszellen« in der Faszie eliminieren Krankheitserreger (z.B. Viren).

## Bewegungsfunktion – Gleitfähigkeit

Ein durch Wasserstau verstopfter Faszienabschnitt wirkt sich nicht nur negativ auf den Stoffwechselprozess und das Immunsystem aus, sondern beeinträchtigt auch in starkem Maße die Bewegungsfunktion der Faszie: Muskeln, Gelenke und Gewebe können nicht mehr »gleiten«, verlieren ihre Geschmeidigkeit und reduzieren ihren Bewegungsradius. Je weniger Wasser gebunden werden kann, desto mehr Druck lastet u.a. auf den Wirbelsegmenten. Kann fasziales Gewebe nicht in ausreichend nährstoffreiche Grundsubstanz gleiten, entstehen Verklebungen und Verhärtungen. Der Bewegungsapparat erfährt erhebliche Einschränkungen – und Schmerzen entstehen.

## Wahrnehmungsfunktion – Nerven

Das fasziale Netzwerk ist ein eigenständiges Informations- und Kommunikationszentrum. Es ist eng mit dem vegetativen Nervensystem verbunden, welches u.a. für die selbstständigen Körperfunktionen wie die Atmung, die Verdauung und den Herzschlag zuständig ist. Aber auch psychische Prozesse zeigen sich über das

vegetative Nervensystem in Körperhaltung, faszialem Gewebe und Organen.

Ist das Fasziennetzwerk im Fluss, wirkt das positiv auf das »Nervenkostüm«: So wird die körperliche Widerstandskraft erhöht und der Körper ist fit und belastbar. Ein »Stau« im Austauschprozess der Grundsubstanz hingegen reizt die Nervenenden. Durch Verhärtungen, Verfilzungen oder Verdickungen der Faszie werden Nervenzellen eingeengt, und es können Schmerzen entstehen bzw. ihre weitere Entwicklung wird behindert.

Eine innere Gelassenheit wiederum senkt eine fasziale Überspannung, während Stress die Grundspannung in der Faszie stark ansteigen

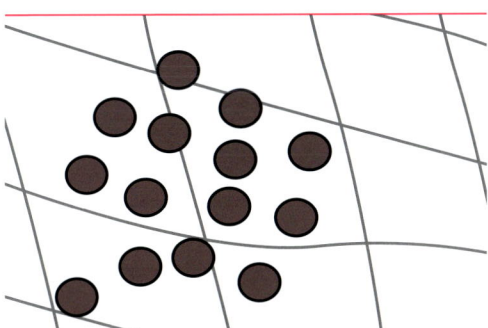

Können die Abfallstoffe nicht abtransportiert werden, »vermodert« die Grundsubstanz.

### Tipps für gesunde pH-Werte im Körper

- stilles Wasser trinken
- sich vegetarisch, vollwertig (basisch) ernähren
- sportlich aktiv sein
- die Atmung anregen
- die Durchblutung aktivieren
- belastende Säuren und Gifte wie z.B. Kohlensäure, Kaffee, Nikotin meiden
- die Tätigkeit der Ausscheidungsorgane wie Leber, Niere, Haut, Lunge, Darm anregen
- sich zwischendurch vollständig entspannen
- sich im Freien aufhalten (Licht- und Erdenergie)
- mental ausgeglichen bleiben

lässt. Eine mentale und emotionale Ausgeglichenheit geht also einher mit einer faszialen. Dies ist auch eine Erklärung dafür, dass man einem Menschen oft seinen Gemütszustand ansehen kann.

Bei dauerhaftem Stress verändern sich die faszialen Strukturen allerdings nachhaltig negativ. Dadurch entsteht Steifheit und die Feinmotorik lässt nach; die Verletzungsanfälligkeit steigt erheblich.

Diese Wechselbeziehung entsteht über zwei Verbindungswege:
1. Fasziales Gewebe ummantelt Nervenstränge und Nervenzellen.
2. Die Faszie selbst ist mit zahlreichen Nervenenden (Sensoren) durchsetzt.
Dabei übernimmt die oberflächliche Faszien-

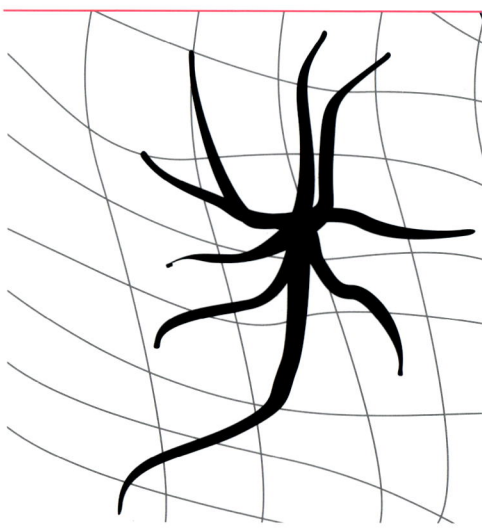

Nervenenden benötigen Freiraum, damit ihre sensorische Fähigkeit verlässlich genutzt werden kann und sie die Möglichkeit zur Weiterentwicklung behalten.

schicht eine Schlüsselposition, da dort über 80 % aller Nervenenden (freie Nervenbahnen) sitzen.

## Lagesinn vs. Schmerzempfinden

Eine spezialisierte Art von Sensoren bilden die Propriozeptoren. Über diese werden Informationen in unserem Körper von A nach B übermittelt. Die Informationen über Bewegung stehen dabei in direkter Konkurrenz zu denen über Schmerz.
1. Gruppe der Bewegungssensoren:
Sie nehmen Muskelspannungen und Gelenkpositionen wahr, setzen Empfindungen benachbarter Muskeln und Gelenke zueinander in Bezug und erkennen die Bodenbeschaffenheit und leiten diese Informationen über das Rückenmark weiter. So geben sie dem Gehirn fortlaufend Rückmeldung über alle Bewegungen, die Körperhaltung und das Gleichgewicht. Sie koordinieren Bewegungen, geben Orientierung im Körper und im Raum. Sie lassen uns Bewegung erleben und begründen unsere körperliche Intelligenz.
2. Gruppe der Schmerzsensoren:
Sie senden Signale über Ort und Intensität von Schmerzen.
3. Gruppe der unspezialisierten Sensoren:
Sie können sich wie ein Schalter nach dem Entweder-oder-Prinzip in Bewegungs- oder Schmerzsensoren wandeln.

Stimuliert man die freien Sensoren z.B. durch Zug-, Dehn-, Druck- oder Vibrationsreize, bekommt die Bewegung Priorität. Bewegung hat also die »Macht«, Schmerz zu verdrängen. Im Umkehrschluss dominiert durch ausbleibende Bewegungsimpulse das Schmerzempfinden und bekommt ggf. eine unangemessene Dimension.

# Dreidimensionale Aufspannung

Das Modell der menschlichen Körperstatik hatte in der Vergangenheit das Skelett als Basis. Von den Knochen ausgehend formte sich der Körper. Mit dem neu dazugekommenen Faszienwissen verändert sich allerdings das Denken grundlegend: Die Knochen sind nicht länger Träger, sondern Abstandhalter. Damit sind sie nicht weniger wichtig, aber ihre Funktion muss neu definiert werden.

Nach aktuellen Erkenntnissen zeigt sich das fasziale Netzwerk für die »Haltearbeit« zuständig. Durch Spannungszustände hält es den Körper zusammen und in Form. Die Knochen sorgen dafür, dass die Spannung erhalten bleibt.

Um diese Annahme bildlich zu machen, bedient man sich des Tensegrity-Modells von Richard Buckminster-Fuller, eines Architekten, der das Konstruktionsprinzip 1954 patentieren ließ. »Tensegrity« setzt sich zusammen aus dem Wort Tension (Spannung) und Integrity (Ganzheit). Man bezeichnet dies als dreidimensionale Aufspannung.

Tensegrity-Modelle besitzen, im Unterschied zur klassischen Stein-auf-Stein-Architektur, eine große dynamische Verformbarkeit sowie eine relative Unabhängigkeit von der Schwerkraft. Umgesetzt auf den Körper eines Säugetiers heißt das, dass sich die Knochen nicht untereinander berühren, sondern lediglich durch elastische Spanngurte (Faszienstrukturen) miteinander verbunden sind. Das Fasziennetzwerk bildet im Verbund mit Muskeln, Knochen und Gelenken ein flexibles, bewegliches Team. Das führt bei Belastung zu einer Ausbalancierung der Kräfte, indem sich die Spannungszustände der Situation entsprechend verändern, und macht auch deutlich, dass jegliche Form von Einwirkung im ganzen Spannungsnetz Auswirkungen hat. Und damit auch im ganzen Körpersystem, denn es gibt keine Struktur im Körper, die sich nicht in Kontakt mit dem faszialen Gewebe befindet.

Welche statische Meisterleistung dies ist, wird u. a. deutlich, wenn man sich vorstellt, dass die Standfläche des Menschen, nämlich seine Füße, in Relation zum ganzen Körper sehr gering ist. In der Stein-auf-Stein-Architektur würde niemand so instabil bauen.

Beim Tensegrity-Modell besteht die Stabilität in dem Konstrukt selbst und ist zudem noch flexibel.

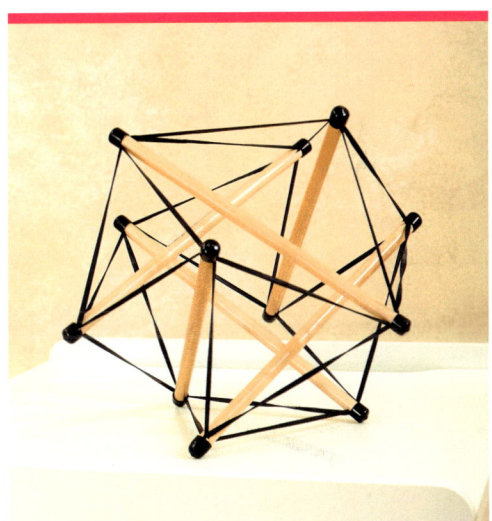

In der Tensegrity-Architektur berühren sich feste Elemente nicht, sondern werden durch Zugspannung gehalten. So kann außerhalb des klassischen Statikverständnisses konstruiert werden.

Nicht nur das fasziale Netzwerk als Ganzes hat eine dreidimensionale Aufspannung. Auch einzelne Körperbereiche und Vorgänge spannen sich räumlich auf:

### Gleichgewicht

Um das Gleichgewicht halten zu können, ist eine Spannung, die sich im Lot befindet, erforderlich. Das Körperlot verändert sich mit jeder Bewegung und macht auch extreme Haltungen und Bewegungen möglich.

### Bewegungserwartung

Über fasziale Anspannung erwirkt man eine körperliche Erwartungshaltung (»Hab-acht-Stellung«) für schnelles Reagieren.

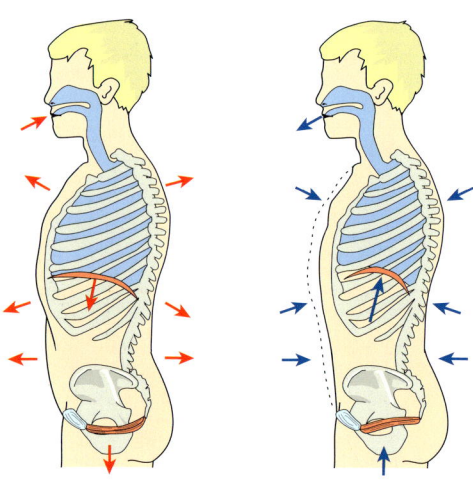

links: Bei der Einatmung dehnen sich der Brustkorb, das Zwerchfell, die Rumpfmuskulatur und der Beckenboden aus.
rechts: Auch ohne aktive Hilfe zieht sich alles in den Ursprungszustand zurück.

### Emotionen

Emotionen lassen sich in Form von Spannungszuständen im faszialen Gewebe zum Ausdruck bringen. »Du siehst aber müde aus«, wird z. B. geäußert, wenn ein schlaffer Spannungszustand und/oder ein zu trockenes Milieu in den Faszien besteht. Verfügt man hingegen über ein straffes, gut durchfeuchtetes Fasziennetz, wirkt man frisch und voller Elan.

### Atmung

Bei einer gesunden Atmung dehnt sich der Brustkorb über Faszienmuskelketten zwischen den Rippenbögen nach außen und zieht sich dann wieder in den Ursprungszustand zurück. Der Effekt findet, in unterschiedlicher Intensität, bei jedem Atemzug statt. Nur so ist überhaupt eine unbewusste Atmung möglich. Atmet man tief und lang ein, weitet sich dieser Effekt spürbar auf den ganzen Körper aus. Sowohl innen als auch außen spannt die Luft die faszialen Strukturen auf, und man fühlt sich energiegeladen. Und tatsächlich wird dadurch Energie in den Faszien gespeichert, die sich dann als Ausatmung entlädt. Es findet also ein Katapulteffekt (siehe Seite 31) statt.

Die Leistungsfähigkeit des Atemvorgangs hängt mit dem regelmäßigen Gebrauch zusammen. Atmet man flach und ist wenig Anstrengung ausgesetzt, läuft die Atmung zwar trotzdem, aber nur auf Sparflamme. Wird aufgrund einer Belastung mehr Atemvolumen benötigt, entsteht schnell eine Überlastung bis hin zum Kollaps.

Um in eine optimal funktionierende, natürliche Atmung mit ausreichender Reservekapazität zurückzufinden, ist für viele Menschen ein bewusstes Atemtraining sinnvoll.

# Muskel-Faszien-Ketten

Ein Muskel hat sowohl eine dehnbare fasziale Hülle als auch fasziales Gewebe, das ihn durchzieht. Diese Fasern verlaufen in Längsrichtung. Am Ende des Muskels verbinden sich alle faszialen Strukturen miteinander und bilden einen festen Übergang zum nächsten Muskel. Dadurch bilden die Faszien die Kommunikationsleitung der Muskeln und sind sozusagen ihr Bewusstsein.

So werden quer durch den Körper Ketten gebildet, die direkt auf und miteinander reagieren (siehe Grafik). Das passiert vielfach und höchst komplex und macht aus jeder Bewegung und Haltung eine Ganzkörperaufgabe.

Einige Abschnitte sind besonders eng als vernetzte Spannungslinien in ihrer Bewegung aneinander gekoppelt. Zum Beispiel die diagonalen Ketten, die sich zwischen einem Fuß und der Hand auf der jeweiligen anderen Körperseite befinden und sich im unteren Rücken kreuzen (siehe Grafik).

Muskel-Faszien-Ketten (myofasziale Ketten) sind ein körper-globales, federndes Spannungs-

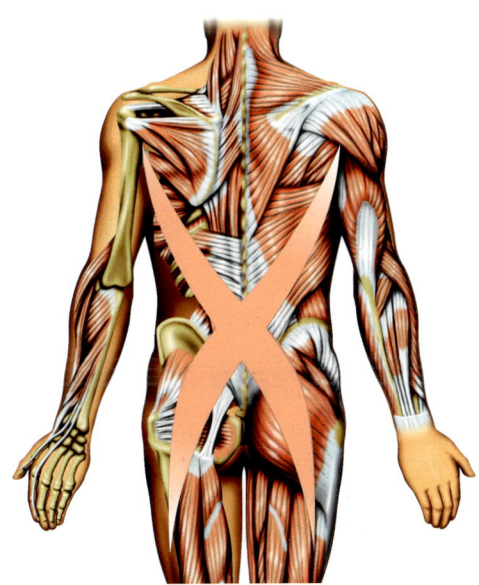

Im unteren Rücken kreuzen sich Muskel-Faszien-Ketten, die den Unter- und Oberkörper diagonal verbinden.

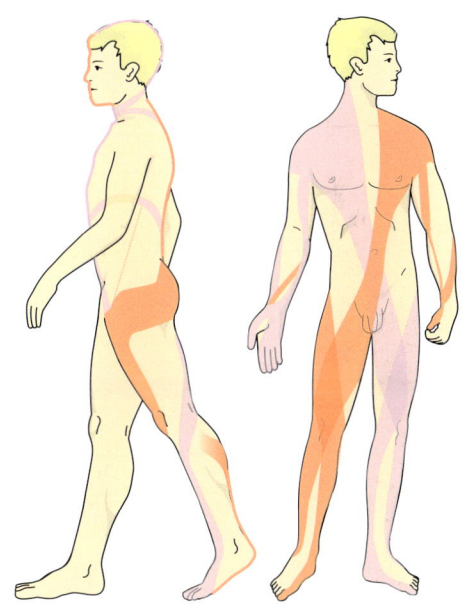

Die Muskel-Faszien-Ketten (myofasziale Ketten) für den Halte- und Bewegungsapparat ziehen sich quer durch den Körper.

netzwerk. Gesunde Ketten agieren als elastische Federn und können viel kinetische Energie (Bewegungsenergie) speichern und abgeben (siehe auch Katapulteffekt Seite 31). Das ist die Grundvoraussetzung für beschleunigte, kraftvolle und spontane Bewegungen wie z. B. Hüpfen, Springen, Federn, Werfen, Ausweichen etc.

Damit der Mensch leistungsfähig ist, teilen sich in einem natürlichen Bewegungsmuster Muskeln und Faszien die Arbeit:

Muskelarbeit = Faszien ruhen sich aus = viel Energieverbrauch
Faszienarbeit = Muskeln ruhen sich aus = wenig Energieverbrauch

## Knochen-Faszien-Zusammenhalt

Bisher ging man davon aus, dass die Muskeln jeweils am Knochen ansetzen und dass Bänder und Sehnen die Knochen mit einander verbinden (parallele Organisation).

Jetzt zeigt sich ein ganz anderer Zusammenhang: Die Faszie umhüllt und durchzieht den Muskel, bündelt sich am Ende des Muskels zu einem Band und geht dann wiederum als Hülle (Knochenhaut) um den Knochen herum (serielle Organisation).

Dieses »Weißwurst-Prinzip« (siehe Seite 17/18) gilt auch für das Aufeinanderfolgen von Knochen und Gelenken. Die fasziale Knochenhaut bündelt sich zur Gelenkkapsel und/oder Sehne und geht wieder über zum anderen Knochen.

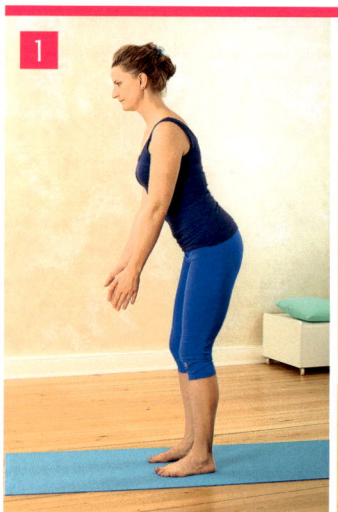 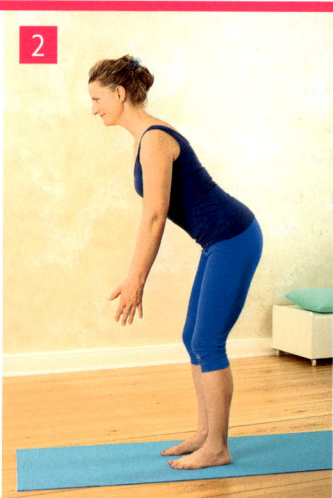 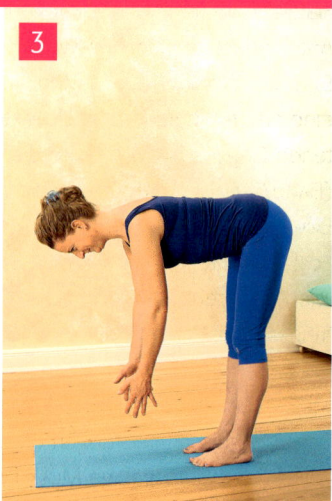

**Je mehr sich ein gesunder Mensch nach vorne beugt, desto weniger arbeiten die Muskeln (entspannen) und desto mehr arbeiten die Faszien (anspannen).**

1 Beugung bis 20–30°: Muskelarbeit

2 Ab 30°: mehr und mehr Faszienanteile

3 Ab 90°: nur noch Faszienarbeit

## Katapulteffekt

Wenn etwas mit Schwung gemacht wird, holt man vorher aus. Mit dem Ausholen bereitet man sich quasi auf das Schwingen vor. Im Zusammenhang mit den Faszien spricht man vom Katapulteffekt (Schwung) und der vorbereitenden Gegenbewegung (Ausholen). Sieht man sich unser allgemeines Bewegungsmuster an, entdeckt man eine Vielzahl von vorbereitenden Gegenbewegungen und Katapulteffekten: Gehen, Laufen, Hüpfen, Springen, mit dem Fuß schießen, Werfen, Schleudern, Stoßen, Schlagen … kurzum alles, was eine Beschleunigung in der Bewegung hat. Dabei hängt die Ausprägung des Effektes von dem Radius und der Geschwindigkeit der Bewegung sowie der Qualität der vorbereitenden Gegenbewegung ab.

Hauptsächlich findet der Effekt über die festen Anteile des faszialen Netzwerkes statt, den Bändern und Sehnen. Sie funktionieren wie eine elastische Federung. Über die vorbereitende Gegenbewegung wird die »Feder« (Band/Sehne) unter Spannung gesetzt und Bewegungsenergie wird gespeichert. Beim Loslassen der »Feder« wird diese Energie wieder – mehr oder weniger explosionsartig – freigesetzt.

Mit diesem Prinzip lassen sich erstaunliche Sprünge und Laufleistungen erklären, obwohl keine besonders kräftige Muskulatur vorhanden ist. Aber auch beim einfachen Gehen entsteht ein erheblicher Teil der Bewegungsenergie aus der dynamischen Federung der Faszien über die Achillessehne.

Die große Rückenfaszie benötigt die Fähigkeit zum Katapulteffekt, um all ihren Anforderungen schmerzfrei standhalten zu können. Das kommt nicht nur durch ein Austrainieren der Muskulatur zustande, sondern auch durch die geschmeidige Elastizität in der Rückenfaszie. So wird gewährleistet, dass die doppelte S-Form der Wirbelsäule ihrer Aufgabe, Belastung abzupuffern, nachkommen kann. Zeitgleich werden so die Bandscheiben vor einer permanenten Zugspannung geschützt, die eine unelastische Muskulatur zwischen den Wirbeln verursachen würde.

Neben diesen motorischen Bewegungen funktionieren auch Vorgänge wie Atmen, Seufzen, Niesen, Husten, Pusten, Sprechen, Singen usw. innerhalb des Körpers per Katapulteffekt. Bei diesen Mechanismen wird das Zwerchfell aktiv vor- bzw. aufgespannt (Einatmung), es entsteht ein erhöhter Spannungszustand (vorbereitende Gegenbewegung), der sich dann mit dem Katapulteffekt entlädt (Ausatmung). Die Intensität des Katapulteffekts variiert je nach Anforderung und ist willentlich steuerbar.

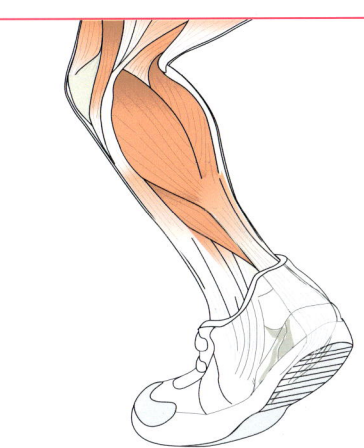

**Die Achillessehne spannt sich beim Auftreten wie ein Flitzebogen und entlädt sich dann zu einem Sprung, Schuss etc.**

# Meridiane/Akupunkturpunkte

Nicht nur auf dem schulanatomischen Gebiet erschließen die Erkenntnisse der Faszienforschung ganz neue Denkrichtungen, auch in den Erfahrungslehren sind klare Zusammenhänge zu erkennen!

So werden z. B. die Hauptmeridiane dort zugeordnet, wo sich die Oberflächenfaszie mit den in der Tiefe liegenden Faszien verknüpft. Mehr als 80 % der auf den 14 Hauptmeridianen liegenden Akupunkturpunkten konnten auf Faszien-»Kreuzungen« (Durchtrittsstellen von Vene, Arterie und Nerv) nachgewiesen werden. Die dortige hohe Dichte der freien Nervenzellen sorgt bei Stimulation, z. B. durch Akupunkturnadeln, Akupressur, manuellen Therapietechniken oder Taping, für eine lokal verstärkte Durchblutung sowie einen vermehrten Flüssigkeitsaustausch, und damit für eine punktuell erhöhte Stoffwechselreaktion, die sowohl für den Abtransport von Stoffwechselendprodukten als auch für die Anlieferung von Abwehrzellen sorgt. So wird die Grundsubstanz aufgefrischt, die Gleitfähigkeit der Faszie erhöht sich und die Energiedurchlässigkeit in dem entsprechenden Meridian wird wiederhergestellt. Ob die restlichen 20 % der Akupunkturpunkte in der darunter liegenden tiefen Faszienschicht liegen, ist noch nicht endgültig erforscht, aber wahrscheinlich. Auch geht man davon aus, dass der Einfluss auf Organe durch direkte fasziale Verbindungen zu erklären ist und dies ein Erklärungsmodell für die Wechselbeziehung zwischen Nerven, Muskulatur und Organen darstellt.

Sicher ist, dass es eine hohe Übereinstimmung der Meridianverläufe mit den Muskel-Faszien-Ketten gibt und darüber eine enge Beziehung zwischen Körper und Psyche besteht.
Diese Forschungsergebnisse machen viele Bewegungsformen und manuelle Techniken aus Erfahrungslehren nachvollziehbar. Ganzheitliches Denken und anatomisch-physiologische Lehren finden zueinander. Beispielsweise ähneln Grifftechniken aus der traditionellen chinesischen Massage den »neu« entwickelten therapeutischen faszialen Lösungstechniken.

So profitieren von diesen Zusammenhängen sowohl die Faszienbeweger als auch die Meridiantherapeuten: Es bietet sich z. B. an, Techniken aus dem Gebiet der Meridiandehnung in Behandlungs- und Bewegungskonzepte für Faszien einzubeziehen. Im Gegenzug bewirkt wiederum die Streckung der myofaszialen Ketten ein Öffnen der Meridiankanäle. Dort optimiert sich dann der Energiefluss.

Es ist wichtig, Spannungen zu lösen, um eine Balance der körperlichen Grundprozesse herbeizuführen. Dabei kann man die Dehnform auf ein Ziel ausrichten: Langes Verweilen in der Dehnung dämpft die Energie, kürzeres Verweilen tonisiert sie.

So erweisen sich Elemente der traditionellen chinesichen Medizin wie Shiatsu, Qigong, Tai Chi u. Ä. als hervorragende »Fasziengesunderhalter«, die zudem auch das Körperbewusstsein (Propriozeption) schulen.

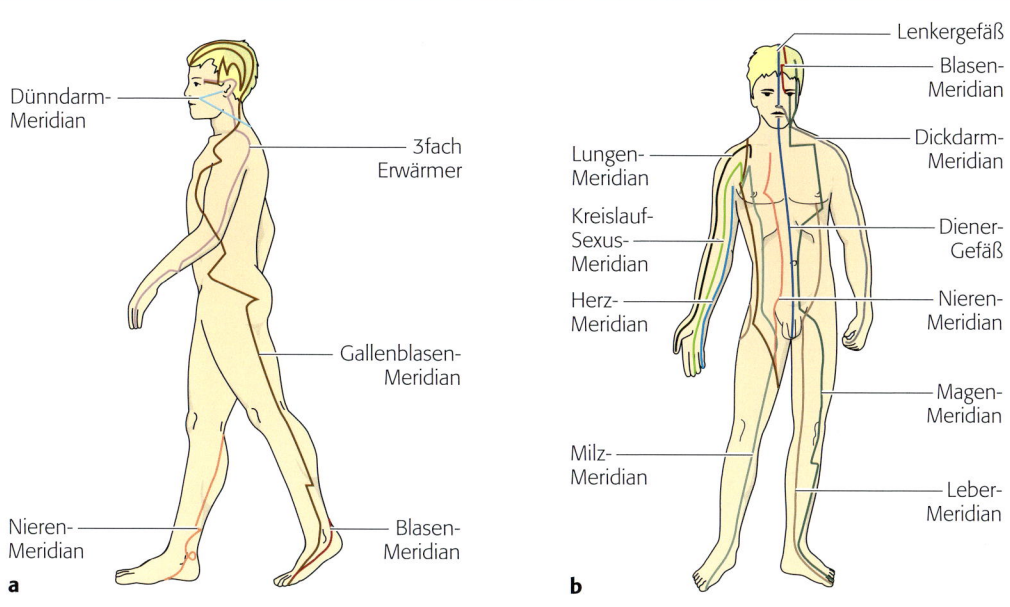

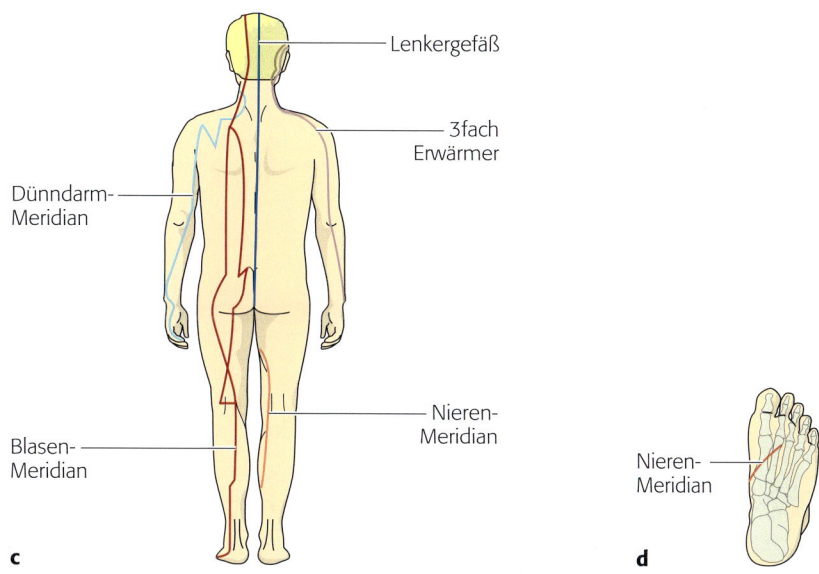

**Die Hauptmeridiane ziehen sich weitestgehend analog zu den Muskel-Faszien-Ketten durch den Körper.**

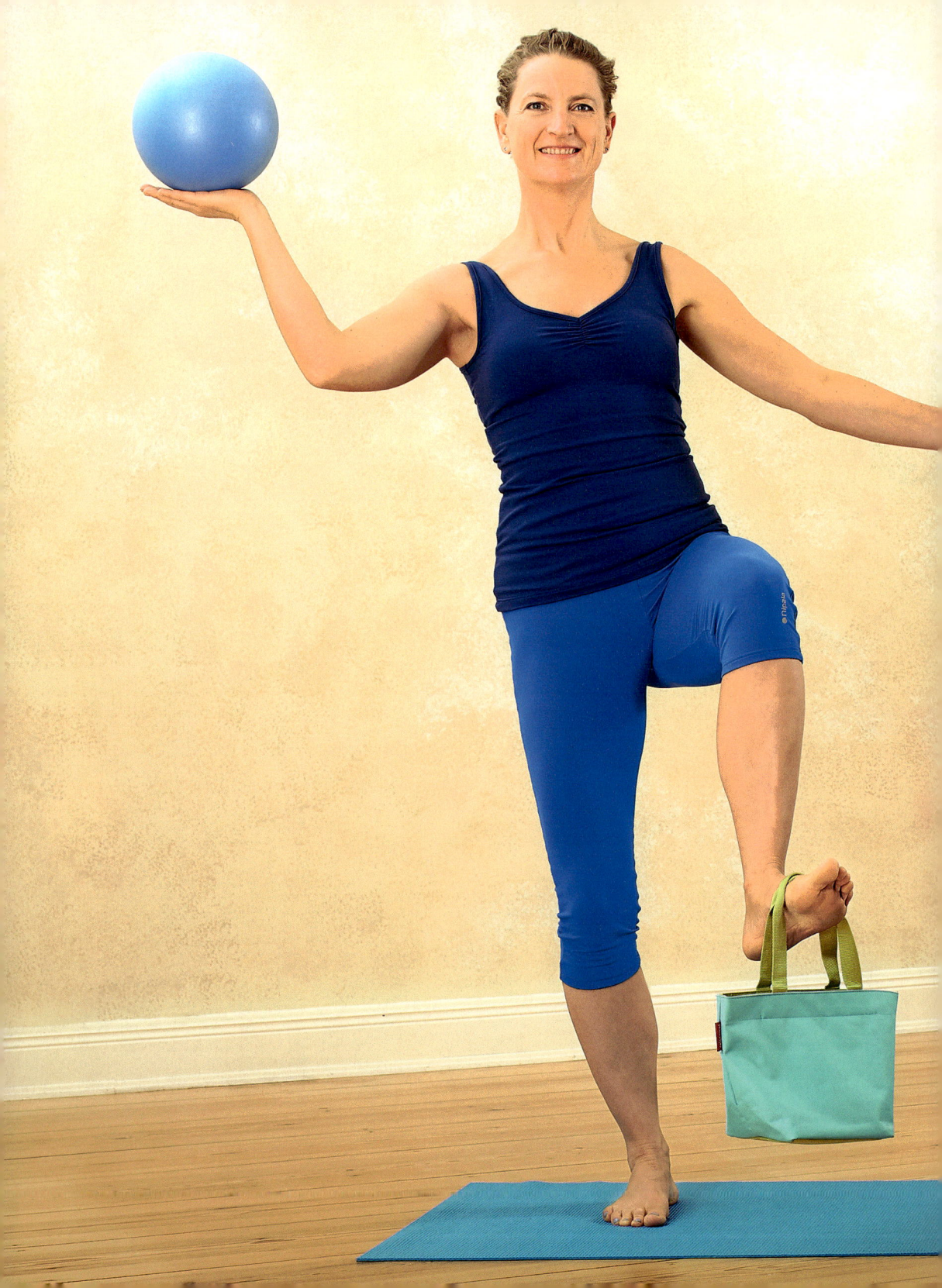

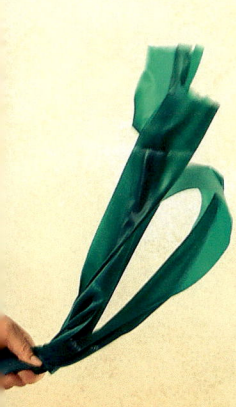

# Gesunde Faszien

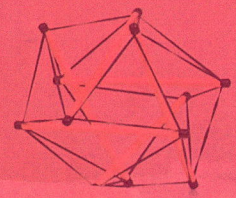

Das Fasziennetzwerk funktioniert automatisch und autark. Durch unser Verhalten können wir aber deutlichen Einfluss auf die Qualität der Funktionen nehmen. Alles, was wir je mit unserem Körper getan oder nicht getan haben, ist im faszialen Gedächtnis verankert. Deshalb beginnt zwar bei jedem Menschen das fasziale Bewusstsein mit einer individuellen Ausgangssituation, die Tipps für ein gesundes Fasziennetzwerk sind jedoch allgemein gültig und wirkungsvoll.

# Merkmale eines gesunden Fasziennetzwerkes

**1** Ein gesundes fasziales Netzwerk erkennt man oft schon auf den ersten Blick: Der Mensch sieht vital, jugendlich und fit aus. Er bewegt sich elegant, geschmeidig, federnd und geräuscharm. Wirft man einen mikroskopischen Blick auf das fasziale Gewebe, weist es ein gesundes, wässriges Milieu und geordnete, wellige Fasern auf.

**2** Umgekehrt ist auch ein gestörtes fasziales Netzwerk leicht zu bemerken: Der Mensch sieht müde, grau, abgespannt und eventuell »alt« aus. Seine Bewegungen sind schlaff, steif und schwerfällig. Mikroskopisch gesehen sind die Fasern kaum wellig, verfilzt und wenig wässrig.

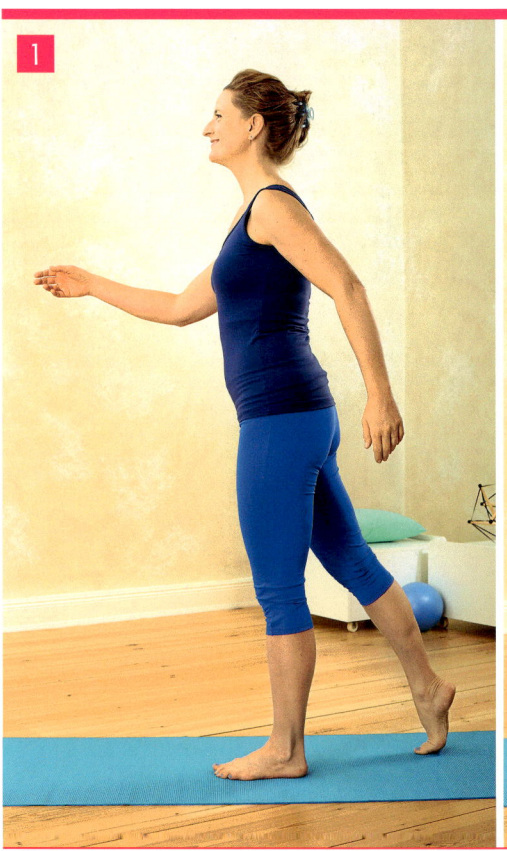
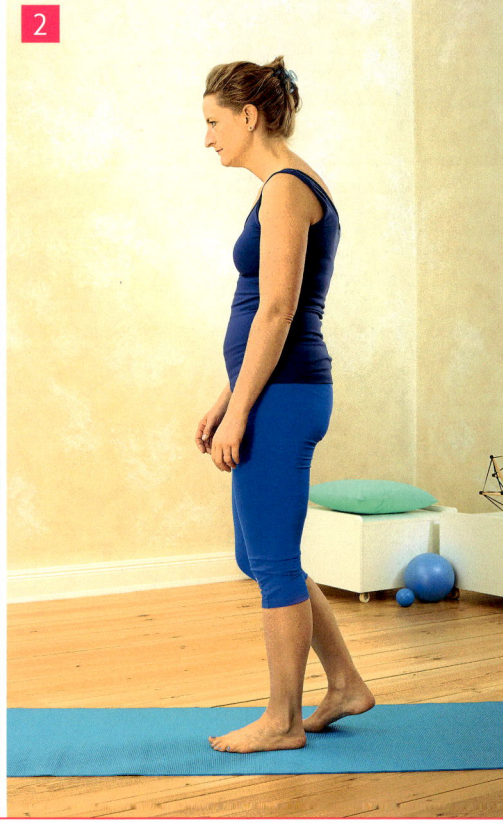

**3–4** Um sich die Auswirkung einer lokalen Störung im faszialen Netz vorstellen zu können, halten Sie etwas Haut am Handrücken zwischen den Fingern der anderen Hand fest und ballen die Hand zur Faust. Sie werden die mangelnde Dehnbarkeit und die Zugspannung über den ganzen Handrücken und vielleicht sogar bis zu den Fingerspitzen fühlen können. Die Bewegung wird kraftaufwendiger und schmerzhaft. Ebenso verhält es sich im Körper. Die Beeinträchtigungen durch eine Störstelle können auch weit davon entfernt auftreten.

Zum Vergleich lassen Sie die Haut am Handrücken wieder los und ballen nun eine Faust. Die Bewegung wird leichtgängig und schmerzfrei.

**5–6** Einen guten Vergleich bietet ein figurbetonter Wollpulli. Er ist kuschelig, weich und anschmiegsam. Wäscht man ihn allerdings zu heiß, wird er rau, ungemütlich, verliert seine Dehnbarkeit und behindert eine freie Beweglichkeit. Im übertragenen Sinne kann das Beheben der lokalen Störung also auch den ganzen Körper positiv beeinflussen.

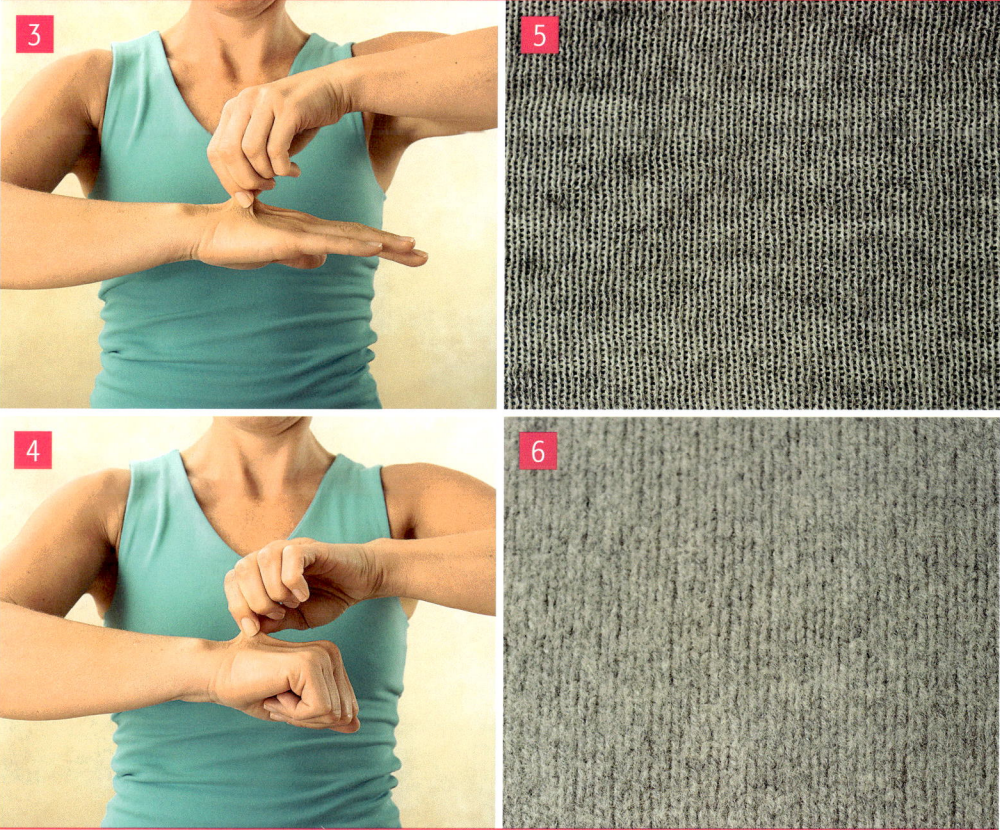

## Das Wichtigste auf einen Blick

### Innere und äußere Merkmale von gesundem faszialen Gewebe

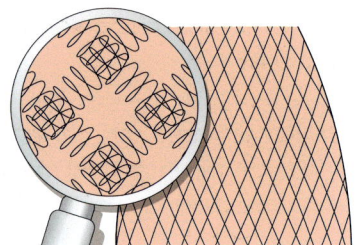

- jugendlich
- kräuselig
- hoch elastisch, wie eine Sprungfeder
- längsgerichtete Strukturen
- gute Durchwässerung

### Innere und äußere Merkmale von gestörtem faszialen Gewebe

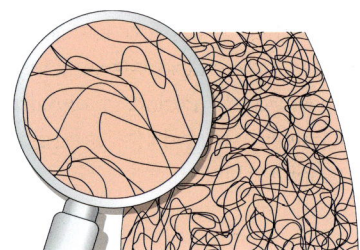

- müde, schlaff, kraftreduziert
- verfilzt, Krämpfe/Verspannungen möglich
- kaum elastisch, wie ein Band
- quergerichtete, ungeordnete Strukturen
- Wassermangel

## Psyche und Faszien

Die Körperhaltung und die Ausstrahlung spiegeln die innere Gefühlswelt wider. Ebenso bewegt sich der Mensch entsprechend seiner Gefühlslage, die wie ein leiser Unterton unterschwellig immer mitschwingt. Faszien sind die Anlaufstelle für unser Gefühlsleben. Dort beeinflussen unsere Emotionen unsere Haltung, denn bestimmte Teile des Gehirns senden Befehle an die Muskulatur.

Steht der Mensch unter negativem Stress, wie z. B. Angst, Verzweiflung, Wut, Trauer, Druck, Ärger, manifestiert sich dieser körperlich als kleinste Spannungszustände in den Muskeln. Werden diese Impulse permanent gesendet, überträgt sich diese Spannung auf die Faszien und chronifiziert sich. Es entsteht ein sogenannter »Körperpanzer«! Angemessene Bewegung »verarbeitet« diese abgespeicherten Negativemotionen. Der Organismus entspannt sich wieder und kann die Stresssituation besser kompensieren.

Positive Psychofaktoren wie Freude, Anerkennung, Erfolg, Liebe wirken hingegen gesundheitsfördernd. Jeder kleine positive Reiz löst unnötige Spannung im faszialen Netz. Das wiederum lässt ein entspanntes, schmerzfreies Leben zu. Wie ein Trampolin in neutraler Ausgangsposition ist der Mensch bereit, sich vom Leben bewegen zu lassen.

# Faszien-Pflegetipps

Das Beste, was man für seine Faszien tun kann, ist, sie zu benutzen!
Je variantenreicher Sie das machen, desto besser. Entwickeln Sie ein Bewusstsein dafür, wie das fasziale Netzwerk funktioniert, und richten Sie Ihr Alltagsverhalten und Ihre Trainingsbewegungen darauf aus.

Das mögen Faszien:

- den Körper vor der Belastung aufwärmen, um die Grundsubstanz in den Faszien für eine bessere Funktionalität und Gleitfähigkeit zu verflüssigen

- schwingende, rhythmische Bewegungen für geschmeidige Faszien

- regelmäßige Zugbelastung, damit die lang gestreckten Faserzellen elastisch bleiben

- propriozeptives Training zur Steigerung der Körperwahrnehmung und des Bezugs vom Körper zur Umwelt (z.B. Gleichgewichtsstabilisation, Abschätzen von Höhe und Weite), Verarbeitung von Untergrundbeschaffenheit

- kurze, intensive Anstrengungen, mit denen faszienspezifische Reize gesetzt werden

- Übungsprogramme, die den ganzen Körper weitreichend durchdehnen, um durch Dehnungsreize Verklebungen zu lösen und altes Kollagen durch neues und geschmeidigeres Gewebe zu ersetzen

- die Rückenmuskulatur vielseitig fordern, damit sich Rückenmuskulatur und Faszien gegenseitig sowohl unterstützen als auch entlasten können

- anfänglich geringe Steigerungen, die sich kontinuierlich summieren, da sonst mit einer Überlastung der Strukturen zu rechnen ist

- geduldiges, regelmäßiges Training, da sich Faszien langsam und kontinuierlich verändern

- Bewegungspausen nach körperlicher Belastung, um das Nervensystem zu entspannen

- regelmäßige Faszien-Trainingspausen (72 Stunden) nach spezifischem Faszientraining, damit sich die Ab- und Aufbauprozesse in den Faszien wieder regulieren können

- nach Bewegungspausen: Dehnungen in langen Ketten (räkeln, recken, strecken), die Verklebungen wieder lösen und einen Übergang zur Bewegung schaffen

- ausreichende Tiefschlafphasen zur täglichen Regeneration, um dem eng mit den Faszien verbundenen vegetativen Nervensystem die vollständige Entspannung zukommen zu lassen, die es physiologisch benötigt

- regelmäßige Spaziergänge an der frischen Luft, um ein geschmeidigeres Gehverhalten zu erlangen und ein verschiebbares Fersenpolster (Plantarfaszie) zu erhalten

- 2–3 Stunden Sonnenlicht am Tag, um die natürliche Vitamin-D-Aufnahme zu gewährleisten

- sauerstoffreiche, natürliche Luft, um für ausreichend Sauerstoff zu sorgen, eine Kohlenstoffdioxidabgabe zu fördern und so wenig wie möglich zusätzliche Gifte aufzunehmen, damit die Faszien als Schadstoffdeponie entlastet werden.

- täglich 3 Liter stilles Wasser trinken, um den Faszien ausreichend Flüssigkeit zur Verfügung zu stellen, die sie zur Grundsicherung ihrer Fließbarkeit, Gleitfähigkeit und Stoffwechselaktivität benötigen

- trinken Sie regelmäßig Sauerkirschsaft, da viele der Saftbestandteile (Enzyme und chemische Substanzen) den Bausteinen entsprechen, die die Grundsubstanz zur Ernährung benötigt

- basische Ernährung, um eine Entsäuerung der Faszien zu erreichen und sie damit in ihrer Funktion zu unterstützen

Das tut den Faszien nicht gut:

- Überbeanspruchung bewirkt kleine Verletzungen im faszialen Gewebe

- zu wenig Belastung lässt das fasziale Gewebe verkleben und verkümmern

- einseitige Belastung und Fehlhaltungen führen zu Dysbalancen im faszialen Netz, der Muskulatur, der gesamten Körperstatik und bedingen Abnutzungserscheinungen

- negative Dauerbelastungen im Alltag überreizen das Fasziengewebe

- Entzündungen und Verletzungen verursachen eine gehemmte Kraftübertragung

- Kälte versteift und verspannt die Faszien und kann zu Schmerzen führen

- ernährungsbedingte Übersäuerung (z. B. zu viel Fleisch oder Alkohol) stört die Stoffwechselaktivität im faszialen Gewebe

## Muskelkater

Der Begriff »Muskelkater« erscheint im Hinblick auf die Faszienforschung nicht mehr korrekt. Vielmehr kann man davon ausgehen, dass es sich um »Faszienkater« handelt. Es sind nämlich nicht die Muskelfasern, die kleine Risse aufweisen, sondern ihre fasziale Hülle.
Die Verletzungen in der faszialen Struktur führen zu erhöhter Reparaturaktivität in ihrer Grundsubstanz. Gleichzeitig löst die vorherige starke Belastung einen größeren Bedarf an Stoffwechselaktivität zum Abtransport der Abfallstoffe aus. Beides alarmiert die Schmerzrezeptoren. Moderate Bewegung hilft dabei, den entstandenen Schmerz zu lindern, indem die Verflüssigung der Grundsubstanz wieder angeregt wird, da sie die Körpertemperatur ansteigen lässt und den Stoffwechsel unterstützt.

# Beschwerden in Zusammenhang mit Faszien

Alle Funktionsabläufe in unserem Körper, wie Atmung, Verdauung, Bewegung jeglicher Art, sind natürlicherweise schmerzfrei. Da der Organismus für Bewegung geschaffen ist, benötigt er, um gesund zu bleiben: Bewegung!

Schränken wir die Bewegungsfreude unseres Körpers – aus welchem Grund auch immer – ein, antwortet er zunächst mit Versteifung, später mit Schmerz. Werden bestimmte Körperbereiche also nicht mehr angemessen aktiviert, sendet der Körper Schmerz als Warnsignal, um ıhn vor Schädigung durch »unsachgemäßen Umgang« zu schützen.

Jede Bewegung wird von unterschiedlichen Muskeln mit gegensätzlichen Aufgaben (Kontrahieren und Verlängern) produziert und involviert meistens ein Gelenk. In einem gesunden Körper ist dieses Verhältnis ausgewogen. Kommt es nun aufgrund von Fehlbelastung zu einer Dehnungseinschränkung des sich verlängernden Muskels, löst der Körper einen Warnimpuls (Schmerz) im kontrahierenden Muskel aus, um das beteiligte Gelenk zu schützen und den Körper vor einer Überlastung zu bewahren. Schmerz entsteht!

### Aber was ist eigentlich Schmerz?

Schmerz ist eine komplexe individuelle Sinneswahrnehmung, die in ihrer Intensität von »Wohlweh« bis unerträglich reichen kann.

Schmerz, der in seiner Intensität unterschiedlich und individuell wahrgenommen wird, kann in folgende Kategorien eingeteilt werden:

■ **Warnschmerz**
Warnschmerzen machen nach heutigen Erkenntnissen ca. 90 % aller Schmerzen aus und sind bei anderen Schmerzen immer auch am Schmerzempfinden beteiligt und somit durch Bewegung beeinflussbar. Warnschmerzen schützen den Bewegungsapparat vor drohendem Schaden und haben meist muskuläre Ursachen.

■ **Überlastungsschmerz**
Überlastungsschmerzen treten nach einer Überanstrengung der Muskulatur auf, die sowohl durch aktive Belastung als auch durch andauernde Haltearbeit zur Kompensation von Fehlbeanspruchung entstehen können.

■ **Schädigungsschmerz**
Schädigungsschmerzen melden sich, wenn der Schaden durch Abnutzung entstanden ist, auf den der Warnschmerz bereits lange vorher aufmerksam gemacht hatte.

■ **Unfallschmerz**
Unfallschmerzen treten akut nach Verletzungen, wie einem Bruch, einem Schnitt oder einer Prellung, auf und sorgen dafür, dass das betroffene Körperteil ruhig gehalten wird.

■ **Krankheitsschmerz**

Krankheitsschmerzen machen auf krankhaftes Gewebe, wie z. B. Entzündungen oder Tumore, aufmerksam.

## Beschwerden

Viele Beschwerden können in Zusammenhang mit Faszien gesehen werden.

Allgemeine Schmerzen im Bewegungsapparat, z. B.:
■ in den Gelenken
■ bei Haltungsproblemen
■ bei Hüftproblemen
■ im Kiefer (Knirschen etc.)
■ bei Knieproblemen
■ im Kopf
■ bei rheumatischen Erkrankungen
■ im Rücken
■ im Schulter-Nacken-Bereich
■ bei allgemeiner Steifheit
■ im Arm (Tennisarm, Mausarm)
■ bei Rippenfellentzündungen o. Ä.
■ bei Wachstumsschmerzen

Allgemeine Krankheitssymptome, z. B.:
■ Erkältungen
■ Magen-Darm-Probleme

Allgemeine neurologische Störungen, z. B.:
■ bei Schlafstörungen
■ bei innerer Unruhe
■ bei Verdauungsstörungen
■ bei Parkinson
■ bei Fibromyalgie (chronischer Faser-Muskel-Schmerz)

Folgende Störungen im faszialen Netzwerk sind dabei meist Auslöser der Beschwerde:

Durch **Bewegungsmangel**, also eine »unsachgemäße« Nutzung des Körpers, entstehen Verklebungen, die Druck auf die Schmerzrezeptoren ausüben und die Fließbarkeit einschränken.

Durch eine **Eindickung der Flüssigkeit in der Grundsubstanz,** also einem verringerten Wasseranteil in der Faszie,
■ werden die Zellen (inkl. der Nervenzellen) schlechter versorgt, da der Austausch von Nährstoffen und Stoffwechselendprodukten zwischen Blut und Zellen verlangsamt,
■ bekommen die freien Nervenenden mehr Druck, was zum einen ihr natürliches Streben nach Wachstum einschränkt und zum anderen einen Schmerzreiz auslöst,
■ entstehen Verklebungen deutlich schneller, wodurch die Nerven irritiert werden und Schmerz melden. Dies führt zu weiteren Bewegungseinschränkungen, die ebenfalls Schmerz auslösen können.
■ wird die Faszienstruktur spröde und brüchig und meldet einen Warnschmerz, um Folgeschäden zu vermeiden.

Durch den **Einfluss der Rezeptoren** in den Faszien auf das vegetative Nervensystem
■ wird durch negativen Stress direkt Einfluss auf das »Nervenkostüm« genommen und somit die allgemeine Reizbarkeit erhöht. Schmerz wird schneller und intensiver wahrgenommen.
■ entwickeln sich freie Nervenrezeptoren zu weiteren Schmerzweiterleitern. Dadurch werden verstärkt Schmerzinformationen an das Gehirn gesendet.

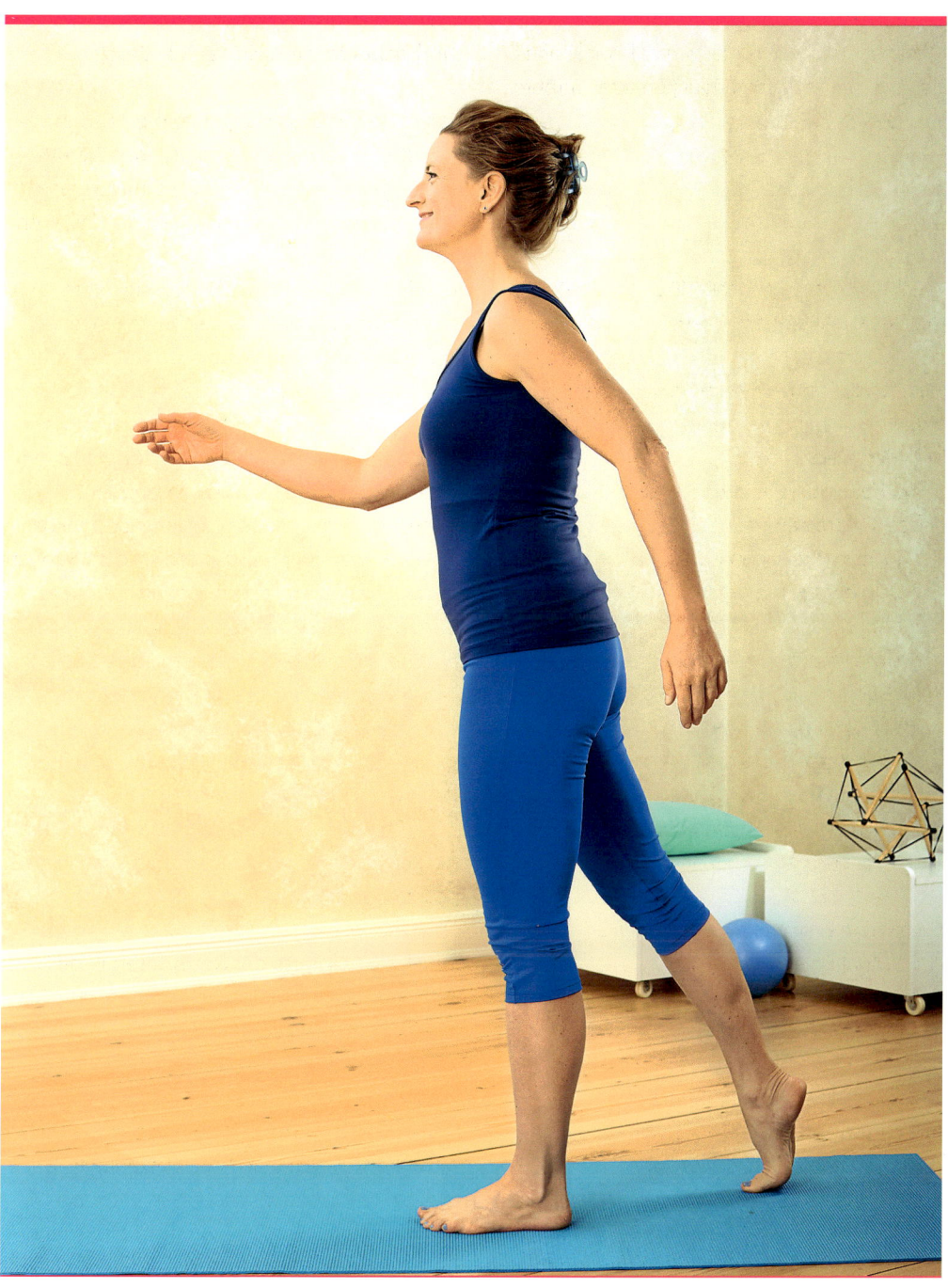

# Fasziale Trainingsmöglichkeiten

So vielseitig wie die Faszien sind, so vielseitig ist auch ihr Training. Deshalb gibt es auch nicht das eine Faszien-Training. Genauso wenig, wie ein reines Faszien-Training möglich ist. Vielmehr geht es darum, das fasziale Netz beim Training in den Vordergrund zu stellen und ihm bestmögliche Unterstützung zu geben. Um ein vitales Fasziennetzwerk zu erlangen, haben sich fünf unterschiedliche Trainingsstrategien als sinnvoll erwiesen. Alle Strategien und deren Übungen werden zwar vorrangig einer Funktion zugeordnet, meist beinhalten sie aber auch anteilig Elemente anderer Strategien. Sie orientieren sich an folgenden Hauptfunktionen des faszialen Netzes:

■ **Energie/Katapultfähigkeit/Elastizität**
Besonders die Sehnen und auch die direkt daran anschließende Muskulatur (z. B. Achillessehne und Wadenmuskulatur) werden wie elastische Bänder (inklusive der faszialen Muskelhülle, der sogenannten »Wadensocke«) in die Gegenrichtung vorgedehnt und können anschließend bei der Bewegung die gespeicherte Energie wieder freisetzen. Das kann eine kleine, behutsame oder eine große, explosionsartige Bewegung sein.
> 1. Strategie: Energie laden und loslassen (siehe Seite 117)

■ **Dehnbarkeit**
Wichtig ist, dass das fasziale Dehnen über lange Ketten stattfindet. Diese Ketten können über die vordere oder hintere Körperlinie und/oder diagonal durch den Körper verlaufen. Nachhaltig

reagieren die Faszien positiv auf Dehnungen, die endgradig und dreidimensional in alle Richtungen stattfinden.
> 2. Strategie: Dehnen (siehe Seite 73)

■ **Beweglichkeit**
Fließende Bewegungen, in denen der Körper in alle Richtungen bewegt wird, dienen dem Erhalt der faszialen Funktionsfähigkeit und einer Gleitfähigkeit zwischen dem äußeren und dem inneren Teil der Faszie. Lösende Techniken sorgen dafür, dass dies ohne Störungen (Verklebungen) stattfinden kann.
> 3. Strategie: Funktionelle Beweglichkeit (siehe Seite 88)
> 4. Strategie: Lösende Techniken (siehe Seite 102)

■ **Wahrnehmung**
Der Körper braucht ständig Impulse zum Aufbau und Erhalt einer Bewegungsintelligenz. Dabei geht es um Lage und Lageveränderung der einzelnen Körperteile, um eine sensorische Verarbeitung von Untergrundinformationen und um ein »Sich selbst in Beziehung zur Umwelt setzen«. Übungen zur Wahrnehmungsschulung setzen Reize, die über Sensoren im faszialen Netzwerk weitergeleitet werden.
> 5. Strategie: Eigenwahrnehmung (siehe Seite 117)

■ **Stoffwechsel**
In allen fünf Strategien wird der Stoffwechsel immer so angeregt, dass ein positiver, gesundheitsfördernder Austausch stattfindet.

## Teamwork

Neben diesen rein auf Faszien ausgerichteten Übungen ist es sehr sinnvoll, fasziales Training an klassische Trainingsausrichtungen wie Kraft, Ausdauer und Koordination zu koppeln. Denn man kann nie Muskeln und Faszien separat trainieren, sondern immer nur miteinander. Zudem ist **Krafttraining** in Bezug auf die Faszien wichtig, damit die »Wurstpelle« (fasziale Hülle) gut gefüllt ist. Außerdem braucht ein gesundes Herz-Kreislauf-System ein angemessenes **Ausdauertraining.** Es ist wichtig, dass das Herz trainiert wird, damit das Blut durch den Organismus gepumpt werden kann. Durch den regen Blutfluss sind die Stoffwechselprozesse in den Faszien gewährleistet. Und: Was nützt ein gutes Fasziennetzwerk, wenn das Herz schlapp macht? Jede alltägliche Bewegung (wie z. B. Treppen steigen, Schuhe zubinden, schreiben, Fahrrad fahren) benötigt eine gute **Koordination,** die uns zu jedem Zeitpunkt des Lebens selbstständig sein lässt und immer mittrainiert werden muss. Dazu eignen sich faszial orientierte Bewegungen hervorragend.

## Erfolg

Der Erfolg eines Faszien-Trainings hängt sehr davon ab, wie stark das Verständnis von der faszialen Funktionsweise verinnerlicht ist. Oft ist das Schwierigste am faszienorientierten Bewegen, dass es eine andere Vorstellung vom Körper voraussetzt. Faszien-Training bedeutet »endgradige, elastische 3-D-Bewegungen«. Das heißt z. B. Streckungen, ausschweifende Bewegungen, multidirektionale Drehungen, viele Muskelgruppen einbinden, intuitive, kraftvolle und sinnliche Aktivitäten sowie ein hohes Maß an Wahrnehmung.

Es gilt, sowohl konventionelle Übungen mit kleinen Veränderungen, Varianten und Tempowechsel zu erweitern als auch neue Übungen in den Trainingsablauf zu integrieren. Man braucht nicht *mehr* zu trainieren, sondern *anders!*

## Voraussetzungen

Eine wichtige Grundvoraussetzung für das Training ist eine gute Rumpfkontrolle (siehe Synergetische Einheit Seite 52). Im faszialen Kontext geht es dabei weg vom »Anspannen« hin zum »Aufspannen« (s. Seite 46). Damit ein so aufgespannter Rumpf flexibel bleibt, nutzt man nur ca. zwei Drittel der maximal möglichen Spannungskraft. Man könnte also von einem aktiven, bewegungsbereiten Muskeltonus sprechen.

## Zukunft

Diese Trainingsansätze sind eine Konsequenz aus einem generellen Umdenken in der Anatomie und den Bewegungswissenschaften. Früher ging man z. B. davon aus, dass sich bei einer muskulären Gelenkbewegung wie Hüpfen, Rennen, Gehen üblicherweise Muskelfasern verkürzen, diese Kraft über feste Sehnen passiv auf die Knochen übertragen und so das Gelenk bewegt wird. Nun hat man jedoch festgestellt, dass das nur bei langsamen oder gleichförmigen Bewegungsabläufen der Fall ist. Bei allen schnellen, dynamischen und variierenden Bewegungen entsteht im Bein ein erheblicher Teil der Bewegungsenergie aus der dynamischen Federung der Faszien. Die Muskelfasern verändern zwar ihren Spannungszustand, ihre Länge aber kaum. Stattdessen verlängern und verkürzen sich die Sehnen und Sehnenplatten federnd und führen dadurch die eigentliche Bewegung herbei.

# Aufspannen statt anspannen

Lange Zeit wurde die Rückenmuskulatur vorwiegend über den großen Rückenmuskel, den langen Rückenstrecker und den Kapuzenmuskel muskulär trainiert. Man wollte dadurch eine Stabilisation in der Rumpfbeugemuskulatur erreichen.

Mit dem Wissen um die Faszien und der Berücksichtigung der Muskel-Faszien-Ketten erscheint uns dieser Trainingsansatz nicht ausreichend. Bildlich gesehen wäre das, als würden Feuerwehrleute ein Sprungtuch nur von zwei gegenüber liegenden Seiten halten. Es ist zwar angespannt, würde aber als Auffangfläche wenig nützen.

Für ein effektives Rückentraining wird das Sprungtuch nach allen Seiten hin aufgespannt und bietet so Halt und Federung für eine Krafteinwirkung.

Die folgenden Übungen vermitteln Ihnen ein Gefühl von »Aufspannung«. Das ist unerlässlich für eine gesunde fasziale Bewegung. Machen Sie die Übungen regelmäßig, bis Sie ohne deren Zuhilfenahme in der Lage sind, eine Aufspannung zu erwirken.

## Übung Kreuz-Aufspannung

1 Setzen Sie sich in den Schneidersitz. Kreuzen Sie die Arme vor dem Körper so, dass der rechte Arm sich vor dem linken befindet, und umfassen Sie mit den Händen das jeweils gegenüberliegende Knie.

a) 2 Ziehen Sie nun mit den Händen die Knie hoch. Dabei leisten die Beine etwas Widerstand, sodass eine Kraftanstrengung in den Armen nötig wird. Anschließend ziehen die Knie nach unten und die Arme leisten etwas Widerstand, sodass eine Kraftanstrengung in den Beinen nötig wird. Wie-

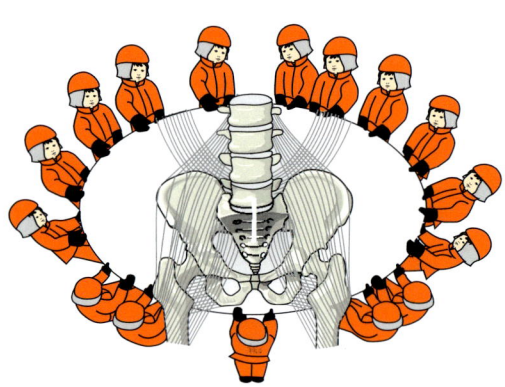

Aufspannen der kompletten Rücken-Muskel-Faszien-Struktur

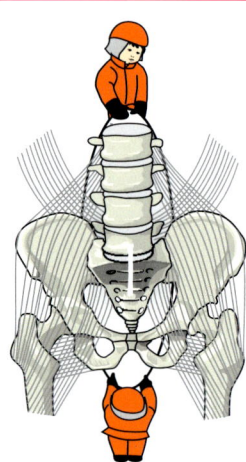

Anspannung der Rückenmuskeln zwischen Kreuzbein und Nacken

derholen Sie diese Bewegungen dynamisch geführt.

b) Nun ziehen die Arme und Beine mit gleicher Kraft, sodass ein kraftvoller Gegendruck entsteht, durch den die Knie auf mittlerer Höhe gehalten werden.

c) **3** Bleiben Sie in dieser Haltung und senken Sie Wirbel für Wirbel den Kopf zwischen Ihre Oberarme. Halten Sie diese Position, nehmen Sie die Aufspannung im Rücken wahr und atmen Sie gleichmäßig weiter.

d) Speichern Sie dieses Gefühl von Aufspannung zu allen Seiten im Rücken.

e) Leiten Sie mit der Einatmung die Luft in den Rücken und spüren Sie dabei, wie sich dadurch die Aufspannung in alle Richtungen noch erweitert.

f) Nachdem Sie einige Male aus- und eingeatmet haben, richten Sie Ihren Oberkörper langsam Wirbel für Wirbel wieder auf.

TIPP So fühlt sich Aufspannung im Gegensatz zur Anspannung an. Wenden Sie diese Form der Muskel-Faszien-Aktivität immer an, wenn Sie eine kraftvolle fasziale Aufspannung benötigen.

g) Kreuzen Sie jetzt den linken Arm vor den rechten und wiederholen Sie die Abfolge.

h) Abschließend lösen Sie sich langsam aus der Haltung, strecken erst die vordere Körperseite lang nach hinten und lockern dann den ganzen Körper.

## Wirkung

- dehnt die rückwärtige Körperseite inkl. der Armlinien und damit auch den Dünndarm-Meridian und den Dreifach-Erwärmer
- dehnt die diagonalen Muskel-Faszien-Ketten
- dreidimensionale Bewegungsschulung

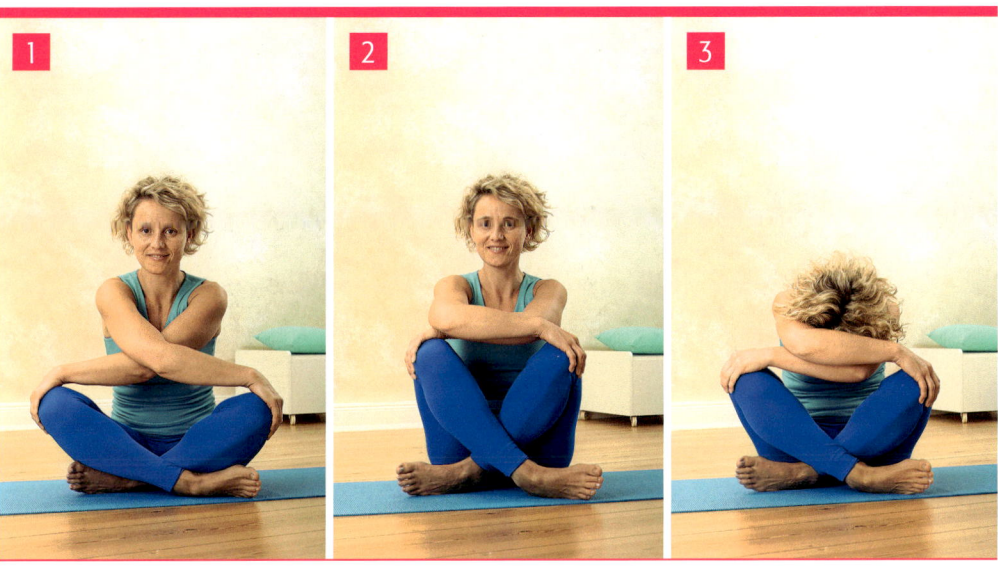

## Übung Balance-Aufspannung

1 Stellen Sie sich aufrecht hin. Nehmen Sie einen kleinen Ball und legen Sie ihn auf die flache linke Handfläche, sodass Sie ihn balancieren müssen.

a) 2 Drehen Sie nun langsam die Hand neben dem Körper ein, bis die Finger nach hinten zeigen. Dabei muss der Ball auf der Handfläche bleiben, ohne dass er durch die Finger gehalten wird. Die Schulter folgt der Bewegung.

b) Halten Sie diese Position, nehmen Sie die automatische Aufspannung im Rücken wahr und atmen Sie gleichmäßig weiter.

c) Speichern Sie dieses Gefühl von Aufspannung zu allen Seiten im Rücken.

d) Leiten Sie mit der Einatmung die Luft in den Rücken und spüren Sie, wie sich dadurch die Aufspannung in alle Richtungen erweitert.

e) Nachdem Sie einige Male aus- und eingeatmet haben, drehen Sie die Hand wieder nach vorn.

f) Machen Sie die gleiche eindrehende Bewegung, ohne etwas zu balancieren. Es stellt

**TIPP** So fühlt sich Aufspannung im Gegensatz zu geringem Spannungszustand an. Wenden Sie diese Form der Muskel-Faszien-Aktivität immer an, wenn Sie eine kraftvolle fasziale Aufspannung benötigen.

sich kein automatischer Spannungszustand ein.

g) Legen Sie den Ball auf die rechte Handfläche und wiederholen Sie die Abfolge.

h) Abschließend lösen Sie sich langsam aus der Haltung, drehen die Finger nach außen, richten das Brustbein auf und dehnen die vordere Körperseite lang zur Seite. Lockern Sie dann den ganzen Körper.

### Wirkung

- Wahrnehmungsschulung
- dehnt die rückwärtige Körperseite
- dehnt die diagonalen Muskel-Faszien-Ketten
- schult die Koordination
- dreidimensionale Bewegungsschulung

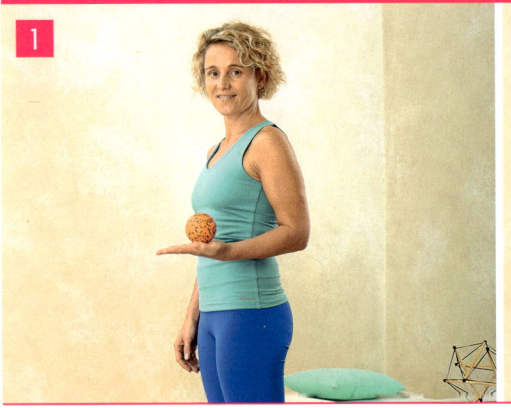
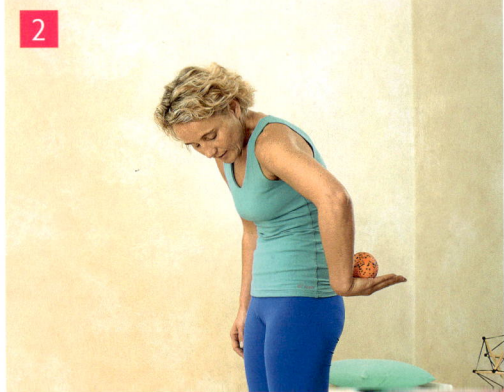

## Übung Dreh-Aufspannung

**3** Stellen Sie sich aufrecht hin. Beugen Sie sich etwas vor und legen Sie die linke Hand auf das linke Knie und die rechte Hand auf das rechte Knie. Die Finger zeigen nach unten.

a) **4** Drehen Sie langsam die Hände einwärts, sodass die Finger, so weit es geht, nach oben zeigen. Die Schultern folgen der Bewegung.

b) Halten Sie diese Position, nehmen Sie die automatische Aufspannung im Rücken wahr und atmen Sie gleichmäßig.

c) Speichern Sie dieses Gefühl von Aufspannung zu allen Seiten im Rücken.

d) Leiten Sie mit der Einatmung die Luft in den Rücken und spüren Sie, wie sich dadurch die Aufspannung erweitert.

e) Nachdem Sie einige Male aus- und eingeatmet haben, drehen Sie die Finger wieder nach unten.

f) **5** Anschließend drehen Sie die Hände auswärts, sodass die Finger, so weit es geht zur Seite zeigen. Die Schultern folgen der Bewegung, das Brustbein streckt sich hoch.

**TIPP** Nutzen Sie die gegensätzlichen Spannungszustände, um ein Gefühl dafür zu bekommen, wie sich eine Aufspannung im Rücken und an der Vorderseite anfühlt. Üben Sie das, bis das Aufspannen eine gewohnte Aktivität wird, die Sie bei Bedarf abrufen können.

g) Halten Sie diese Position, nehmen Sie die automatische Aufspannung in der Vorderseite Ihres Körpers wahr und atmen Sie gleichmäßig.

h) Speichern Sie dieses Gefühl von Aufspannung zu allen Seiten Ihrer Brust.

i) Lösen Sie sich wieder aus der Haltung, richten Sie sich auf und lockern Sie dann den ganzen Körper.

### Wirkung

- dreidimensionale Wahrnehmungsschulung
- dehnt die rückwärtige Körperseite
- dehnt die vordere Rumpfseite
- dehnt die fasziale Lungenhülle

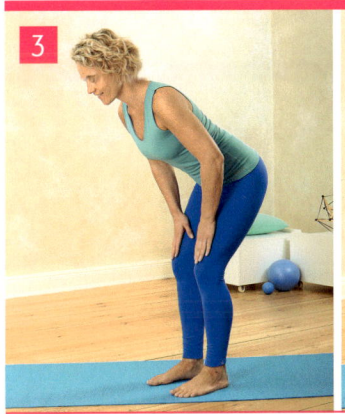
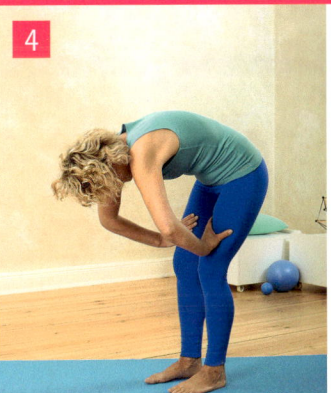
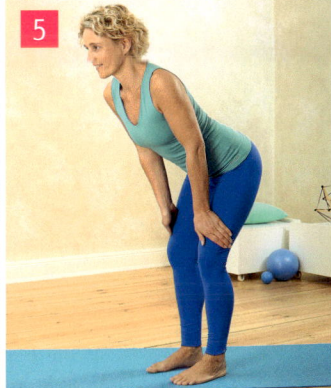

## Muskelarbeit vs. Faszienarbeit

Die folgenden Übungen verdeutlichen den Unterschied zwischen muskulärer und faszialer Bewegung.

### Übung Federsitz

**1** Knien Sie sich hin und halten Sie den Körper aufgerichtet.

a) **2** Setzen Sie sich langsam mit dem Gesäß bis kurz vor die Fersen und kommen Sie dann langsam wieder hoch. Der Oberkörper bleibt dabei aufgerichtet. Spüren Sie die Kraftanstrengung in den Oberschenkeln.
   > Diese Bewegung ist muskulär geführt.

b) **3** Federn Sie mit dem Gesäß bis hinunter auf Ihre Fersen und kommen Sie mit der Schwungenergie ebenso federnd wieder hoch. Halten Sie bei der Bewegung sowohl das Becken nach hinten gekippt als auch den Oberkörper aufrecht.
   > Diese Bewegung ist faszial initiiert.

**TIPP** So fühlt sich eine muskelorientierte Bewegung im Gegensatz zu einer faszialen Bewegung an. Wechseln Sie, so oft es geht, zwischen Muskel- und Faszienarbeit, um Belastungspausen zu erwirken.

### Wirkung
- Wahrnehmungsschulung
- muskuläre Entlastung
- fasziale Entlastung
- kräftigt die Muskulatur
- trainiert den faszialen Katapulteffekt

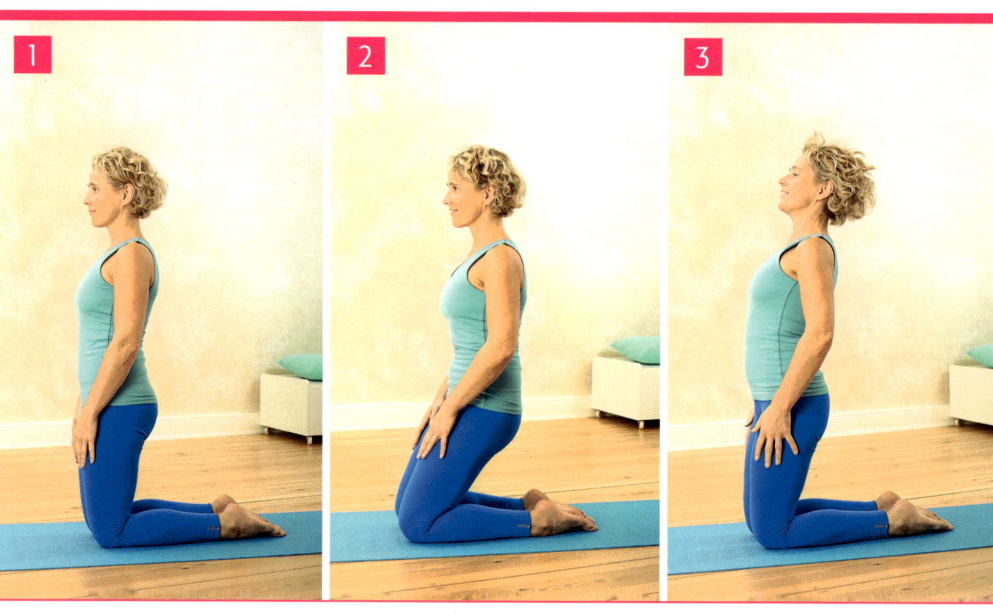

## Übung Hochfedern

**4** Stellen Sie sich hin und beugen Sie den Oberkörper so weit runter, bis die Hände den Boden berühren. Beugen Sie dabei die Knie nur so weit wie nötig. Stabilisieren Sie die Synergetische Einheit.

a) **5** Richten Sie Ihren Oberkörper langsam mit geradem Rücken wieder auf (»gerade« meint immer: in sich aufgerichtet unter Wahrung der natürlichen doppelten S-Form). Halten Sie die Spannung im **Rumpf** und spüren Sie die Kraftanstrengung in der Rückenmuskulatur.
> Diese Bewegung ist muskulär geführt.

b) **6** Stoßen Sie sich mit den Händen vom Boden ab und federn Sie mit dem Oberkörper etwas hoch. Beugen Sie sich wieder runter und federn Sie beim nächsten

**TIPP** Wechseln Sie, so oft es geht, zwischen Muskel- und Faszienarbeit, um den Rücken zu entlasten.

Mal höher als zuvor. Halten Sie bei jeder schwungvollen Hochbewegung die Spannung im Rumpf. Wiederholen Sie das, bis Sie mit einem Schwung ganz mit dem Oberkörper in die Aufrichtung kommen. Spüren Sie die Katapultkraft im Körper.
> Diese Bewegung ist faszial initiiert.

### Wirkung
- Wahrnehmungsschulung
- muskuläre Entlastung
- fasziale Entlastung
- kräftigt die Rückenmuskulatur
- trainiert den faszialen Katapulteffekt

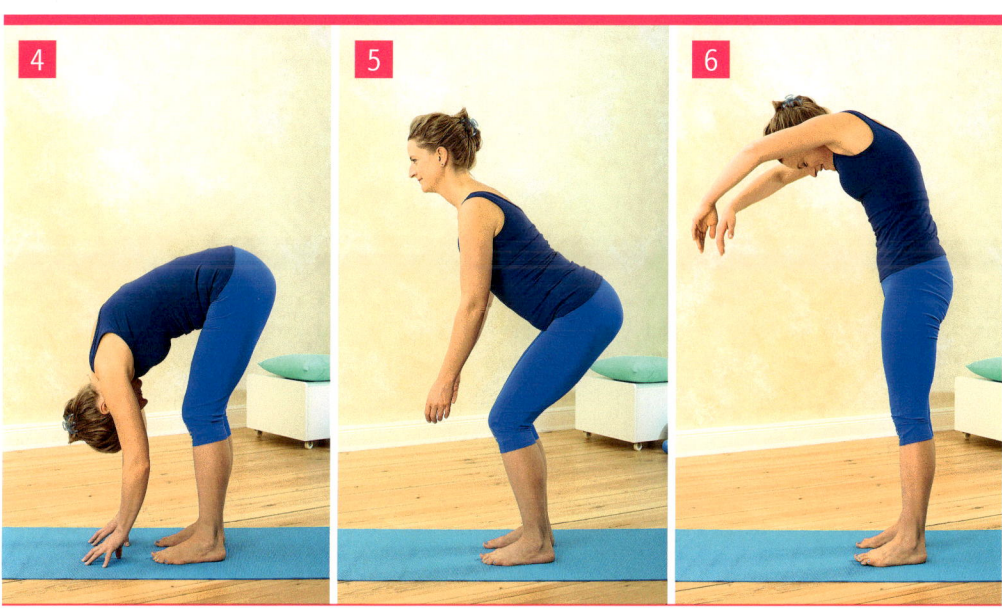

# Rumpfstabilisation – Synergetische Einheit

Die wichtigsten Muskel-Faszien-Verbindungen in unserem Körper sind die Ketten, die unseren Rumpf stabilisieren. Sie haben eine Schlüsselposition für eine gesunde Haltung, eine kraftvolle Leistungsfähigkeit und eine harmonische Bewegungskoordination.

Die Schnittstelle der den Rumpf durchkreuzenden Ketten ist der Beckenboden. Er ist mit den tief liegenden Rückenstreckern, dem queren Bauchmuskel, mit Teilen der tiefen Oberschenkel- und Gesäßmuskulatur sowie mit dem Zwerchfell über Faszienstrukturen verbunden.

Als Team unterstützen sie sich gegenseitig, geben dem Rumpf Stabilität und bilden das

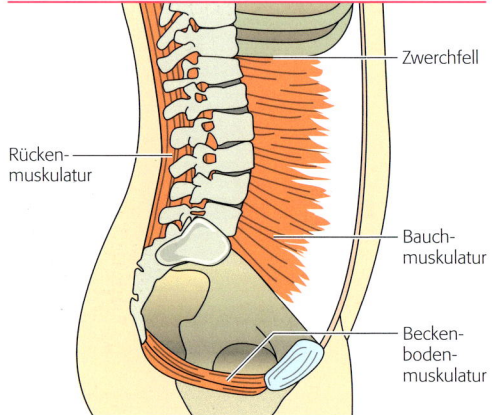

Die Hauptmuskelgruppen der Synergetischen Einheit

Fundament für eine aufrechte Körperhaltung. Gemeinsam bilden sie die Synergetische Einheit. Dabei gibt es einen inneren Anteil, der aus dem Zwerchfell, den Quermuskeln des Bauches, vielen kleinen Rückenmuskeln und dem Beckenboden als Basis besteht. Dieser innere Anteil spannt sich bereits an, bevor eine Bewegung initiiert wird. Der äußere Anteil besteht aus der inneren und äußeren schrägen Bauchmuskulatur, der Bindegewebsplatte in der Mitte des Bauches, dem großen Rückenstrecker und der großen Gesäßmuskulatur. Eine Synchronisation der inneren und äußeren Anteile ermöglicht eine wirkungsvolle Stabilisation des gesamten Organismus bei allen Bewegungen.

Für eine effektive und schützende Integration aller Rumpfstabilisatoren ist das Nutzen dieser Synergetischen Einheit unerlässlich, da sie dafür sorgt, dass wir aufrecht und stabil sitzen, stehen und gehen. Sie überträgt die Kraft vom Zentrum in die Peripherie und umgekehrt.
Eine funktionierende Synergetische Einheit ist auch die Voraussetzung für fasziale Bewegungen und schützt vor Verletzungen durch endgradige und spontane Bewegungen. Es braucht immer einen »Anker«, von dem aus die Bewegung beginnen und auch wieder zurückkommen kann. Wie bei einem Gummiband, das man an einer Seite festhalten muss, wenn man es spannen möchte und das zu dieser Stelle zurückschnellt.

## Übung Drück den Ballon in dir

Stellen Sie sich aufrecht hin. Halten Sie Ihren Körper locker und folgen Sie nur der Übungsanweisung. Pusten Sie langsam einen Luftballon mit einer Ausatmung auf, bis die Lunge geleert ist und Sie keine Atemreserve mehr mobilisieren können. Danach ohne Ballon wieder tief einatmen, bis die Lunge vollständig entfaltet ist. Lassen Sie die Luft wieder aus dem Ballon entweichen.

Wenn Sie Schwierigkeiten haben, einen Luftballon aufzupusten, legen Sie Zeigefinger und Daumen zu einem Spalt zusammen und pusten Sie durch den Spalt.

Legen Sie die freie Hand auf Ihre Bauchdecke. Pusten Sie erneut mit einer vollständigen Ausatmung in den Ballon und achten Sie dabei auf die Bewegungen im Bauch.
> Die Bauchdecke wird fester und zieht von der Hand weg hinein in den Körper.

Legen Sie dann die freie Hand in Ihren Schritt. Pusten Sie erneut mit einer vollständigen Ausatmung in den Ballon und achten Sie dabei auf die Bewegungen im unteren Becken.
> Die Beckenbodenmuskulatur zieht sich unter der Hand fest zusammen und spannt leicht in den Körper.

Legen Sie dann die freie Hand auf Ihr Kreuzbein. Pusten Sie erneut mit einer vollständigen Ausatmung in den Ballon und achten Sie dabei auf die Bewegungen im unteren Rücken.
> Die Rückenmuskulatur zieht sich unter der Hand fest zusammen und spannt leicht zur Wirbelsäule.

Legen Sie dann die freie Hand in eine Taillenseite. Pusten Sie erneut mit einer vollständigen Ausatmung in den Ballon und achten Sie dabei auf die Bewegungen in der Taille.
> Die seitliche Bauchmuskulatur zieht sich unter der Hand fest zusammen und spannt leicht in den Körper.

Speichern Sie diese Anspannungen.

Wiederholen Sie die Übung und nehmen Sie erneut die Spannungen in den Bauch-, Rücken- und Beckenbodenmuskeln wahr. Jetzt intensivieren Sie aktiv diese Anspannung in Becken und Rumpf.

Anschließend verzichten Sie auf einen äußeren Reiz durch Hilfsmittel, nehmen eine entspannte Körperhaltung ein und erwirken aus eigner Kraft die vorher gefühlte Anspannung in Becken und Rumpf.
> Das ist die sogenannte Synergetische Einheit.

Wiederholen Sie diesen Ablauf regelmäßig und verändern Sie die Position: liegend, stehend, sitzend.

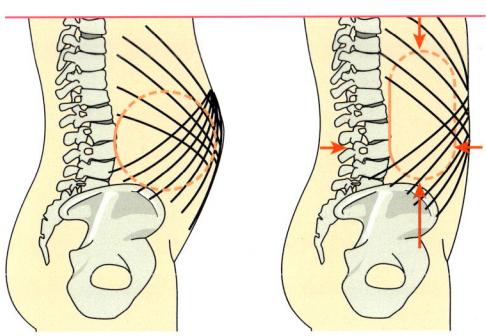

»Drück den Ballon in dir«

# Tipps für ein faszienorientiertes Bewegen

## ■ Tipp 1

Seien Sie »körperwach«, bewegen Sie sich leicht, federnd, leise, mit vitalem Schwung und neugierig.

### Aktiv-Idee

Gehen Sie raus und bewegen Sie sich mit der sicheren Natürlichkeit von Kindern und der Geschmeidigkeit eines Ninja-Kämpfers durch/über/unter Hindernisse, die Ihnen begegnen. Hängen Sie sich an einen Baum, hangeln Sie sich an einem Klettergerüst entlang, springen Sie über Steinplatten, schwingen Sie Ihr Bein über eine Parkbank und laufen, laufen, laufen Sie!

## ■ Tipp 2

Setzen Sie einen Schwerpunkt auf das bewusste Wahrnehmen der Bewegung, spüren Sie in sich hinein und gehen Sie in Interaktion mit Ihrer Umwelt.

### Aktiv-Idee

Schließen Sie zwischendurch immer wieder Ihre Augen, während Sie sich bewegen!

## ■ Tipp 3

Führen Sie wenige Übungssätze durch und achten Sie verstärkt auf deren Qualität.

### Aktiv-Idee

Begleiten Sie mit Ihrem inneren Auge die Muskel Faszien Aktivität während der Bewegung.

## ■ Tipp 4

Machen Sie die Trainingseinheiten mit Spaß, kontinuierlich und streben Sie langfristigen und nachhaltigen Erfolg an.

### Aktiv-Idee

Vereinbaren Sie so lange Probestunden in ganz unterschiedlichen Bewegungsbereichen, bis Sie etwas gefunden haben, bei dem Sie sich so richtig wohl fühlen. Es ist wichtig, während der Trainingszeit Spaß zu haben und nicht einfach überehrgeizig ein Ziel erreichen zu wollen.

## ■ Tipp 5

Wechseln Sie zwischen Muskel- und Faszienkraft.

### Aktiv-Idee

Variieren Sie Bewegungen mit zahlreichen Bewegungsvarianten, verändern Sie die Richtungen und Kraftanforderungen. Gehen Sie ungewohnte Wege (sowohl bildlich als auch tatsächlich).

## ■ Tipp 6

Am effektivsten ist vielseitiges Training mit gelegentlichen Belastungsspitzen.

### Aktiv-Idee

Joggen Sie querfeldein, mit ständigen Geschwindigkeitswechseln, kurzen Sprints, walken Sie zwischendurch und machen Sie kleine Gehpausen mit kurzen, federnden Impulsen.

### ■ Tipp 7

Nutzen Sie körperweite Spannungsketten sowohl in der Kraftanstrengung als auch bei Dehnbewegungen.

**Aktiv-Idee**

Nehmen Sie sich eine gerade erwachte Katze zum Vorbild: Dehnen Sie dreidimensional, d.h. in viele unterschiedliche Richtungen und bei jeder Dehnposition wiederum mit unterschiedlichen Varianten.

### ■ Tipp 8

Lassen Sie sich regelmäßig fasziengerecht massieren bzw. behandeln.

**Aktiv-Idee**

Nutzen Sie Heiß-Kalt-Wasseranwendungen, um den Stoffwechsel anzuregen. Duschen Sie morgens kalt und rubbeln Sie Ihren Körper regelmäßig mit einem harten Waschlappen oder einer Bürste ab.

### ■ Tipp 9

Bauen Sie geschmeidige, elastische Richtungswechsel ein.

**Aktiv-Idee**

Tanzen Sie!

### ■ Tipp 10

Leben Sie einen aktiven, gesunden Lebensstil in Verbindung mit gesunder Ernährung.

**Aktiv-Idee**

Trinken Sie mindestens drei Liter stilles Wasser am Tag! Ernähren Sie sich basisch und meiden Sie Giftstoffe wie Nikotin, Koffein und Alkohol.

### ■ Tipp 11

Fasziale Bewegungen lassen sich gut mit Gewichten ergänzen. Das erhöht allerdings auch die Verletzungsgefahr, da man sich leicht überfordern kann.

**Aktiv-Idee**

Fangen Sie mit wenig Gewicht an und steigern Sie nur langsam! Richten Sie sich bei der Wahl des Gewichts danach, dass immer noch eine weiche und elegante Bewegung sowie ein kontinuierlicher Richtungswechsel gewährleistet bleibt.

## Kontraindikationen

Ein selbst gestaltetes Faszien-Trainingsprogramm, das eigenverantwortlich durchgeführt wird, sollte bei folgenden Kontraindikationen nicht ausgeführt werden.

Eingeschränkt:
- schlechter Allgemeinzustand
- hochgradige Hypermobilität im unteren Rücken
- Herz-Kreislauf-Schwäche bei anstrengenden Bewegungen
- Schwangerschaft

Nur in therapeutischer Begleitung:
- frische Verletzungen/Operationen
- Entzündungen
- Zerrungen
- starke Schmerzen
- hochgradige Osteoporose
- Tumorerkrankungen
- überzogene Leistungsorientierung

# Wikinger oder Tempeltänzerin?

Wie sich unser Fasziennetz entwickelt, können wir aktiv beeinflussen. Welche Grundkonstitution es mitbringt, hat einen genetisch vorbestimmten Anteil und kann zusätzlich mit unserem Geschlecht zusammenhängen. So können zwar zwei Menschen durch Training – faszial gesehenen – zum gleichen Ergebnis kommen, aber der Trainingsaufwand kann dabei sehr unterschiedlich sein.

Das drückt sich dann in Begabung bzw. Talent aus oder in »Das liegt mir einfach.«
Sehr wahrscheinlich liegt solch ein Talent in der Ahnengeschichte begründet. Stammen die Vorfahren aus einem tropischen Klima, dann waren fasziale Eigenschaften wie Geschmeidigkeit, Geschicklichkeit, Wendigkeit und ein laut-loses Bewegen überlebenswichtig. Dagegen benötigten die Vorfahren im arktischen Norden zum Überleben ein robustes, kräftiges, stabiles und festes Auftreten.

In heutigen Zeiten haben sich diese Eigenschaften natürlich reichlich gemischt und jeder findet sicher Anteile beider Typen in sich. Mit der Übung auf Seite 57 können Sie einen Anhaltspunkt dafür bekommen, welcher Anteil bei Ihnen überwiegt.

Der Mensch neigt dazu, das zu machen, was er gut kann. Klar, denn das führt auch schneller zum Erfolg. Um Ihr fasziales Netzwerk aber vielseitig zu fordern, machen Sie Bewegungen, die Ihnen nicht so liegen.

## Das Wichtigste auf einen Blick

### Wikinger-Gene

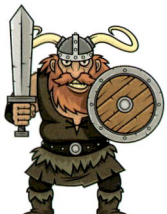

- Typ: Träger
- straffe Strukturen
- gut gerüstet im arktischen Klima
- verminderte/eingeschränkte Beweglichkeit
- zähflüssige Eigenschaft (Honig)
- kraftvoll, stabil, robust, eher steifig
- Standfestigkeit, Beständigkeit, Konstanz

### Tempeltänzer-Gene

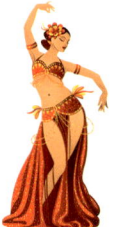

- Typ: Beweger
- geschmeidige Strukturen
- gut gerüstet im tropischen Klima
- gesteigerte/übermäßige Beweglichkeit
- viskoelastische Eigenschaft
- fragil, anmutig, mobil, weich, harmonisch
- Flexibilität, Anpassungsfähigkeit, Empathie

Haben Sie viele Wikinger-Gene in sich, nehmen Sie schwingende, dehnende Bewegungen mit in Ihr Programm auf.

Sind die Tempeltänzer-Gene bei Ihnen stark vertreten, legen Sie Wert auf Energie ladende Bewegungen, Katapulteffekt, Zusatzgewichte und Stabilisationsübungen.

## Übung Wikinger oder Tempeltänzerin?

Legen Sie sich auf den Rücken. Strecken Sie das linke Bein aus. Winkeln Sie das rechte Bein an und legen Sie es links neben dem rechten Bein auf den Boden. Benutzen Sie Ihre linke Hand, um das rechte Knie am Boden zu fixieren.

**Wichtig:** Das Knie bleibt während der gesamten Übung auf dem Boden.

Legen Sie nun langsam den rechten Arm auf Schulterhöhe ausgestreckt auf der rechten Seite, so weit es geht in Richtung Boden ab.

> 1 Erreichen Sie mit dem ganzen Arm und dem Schultergürtel mühelos den Boden, entstammen Sie genetisch wahrscheinlich eher einem tropischen Klima.

> 2 Bleiben Sie mit dem Arm und/oder dem Schultergürtel ein deutliches Stück vom Boden entfernt, so waren Ihre Vorfahren wahrscheinlich eher Bewohner des arktischen Nordens.

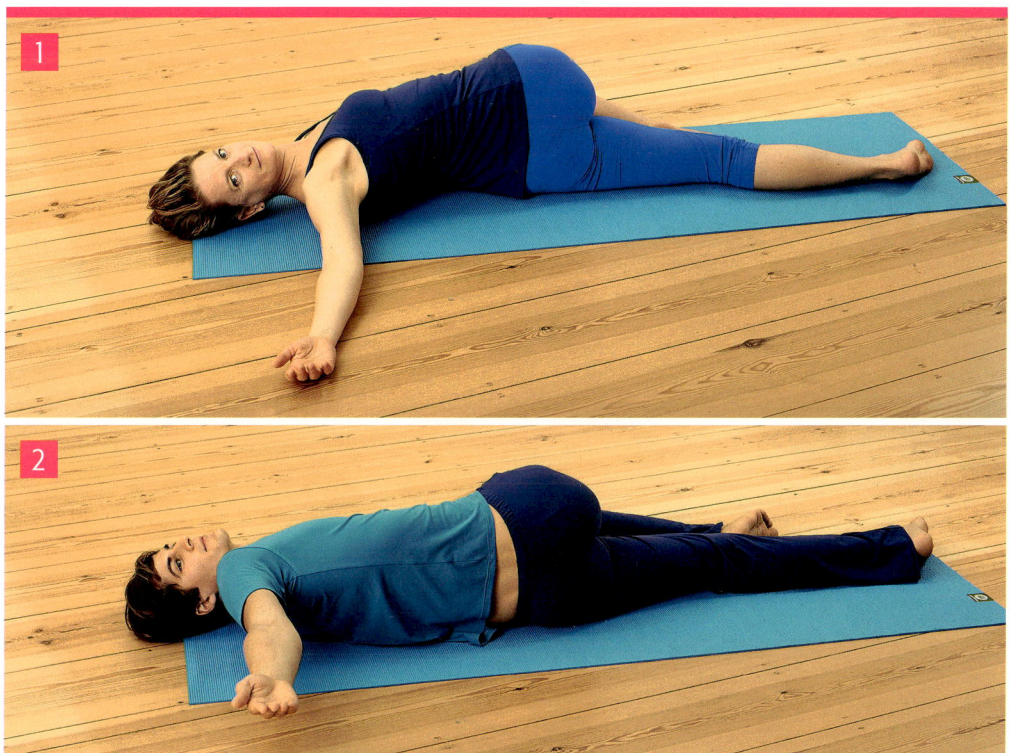

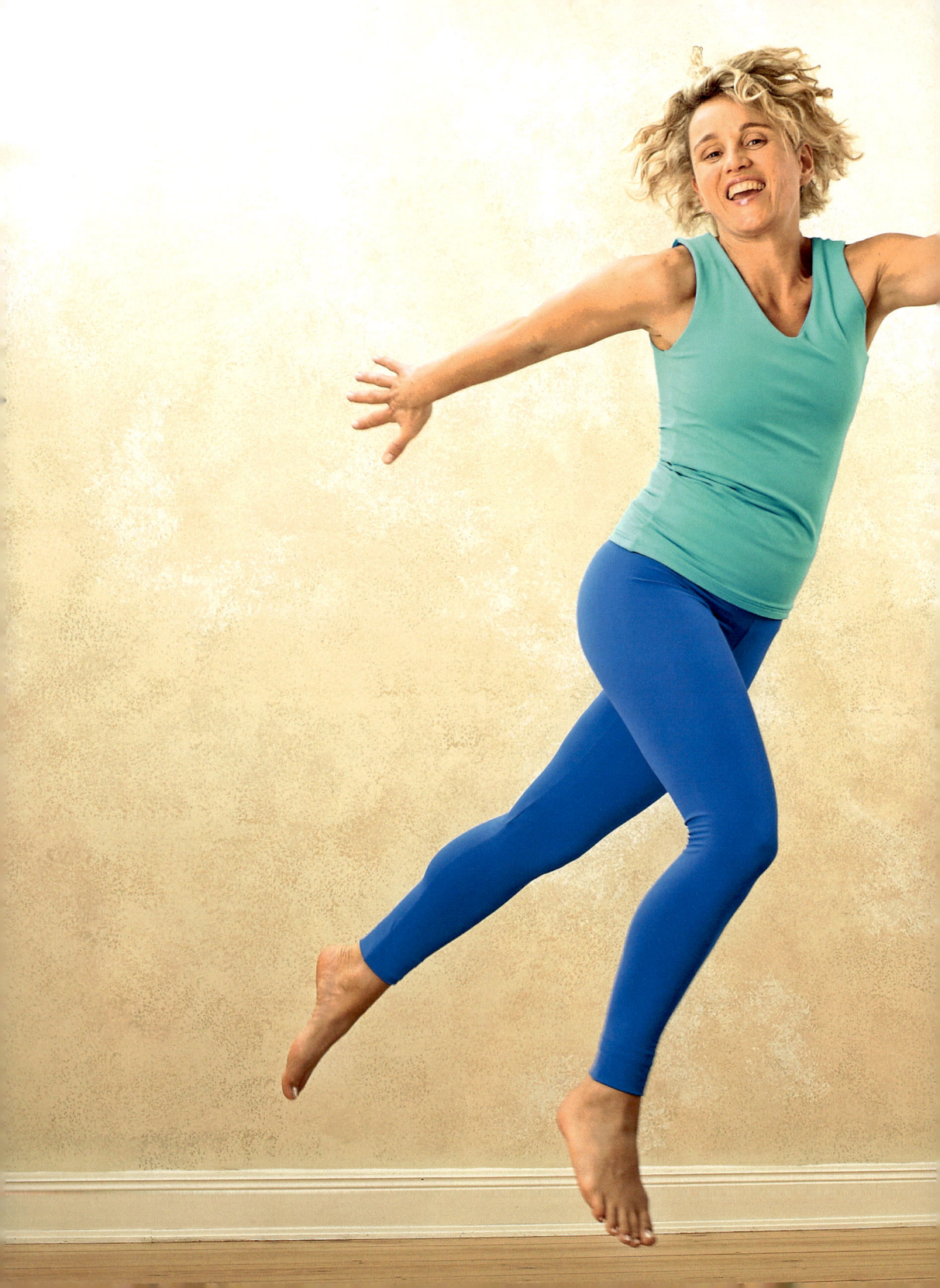

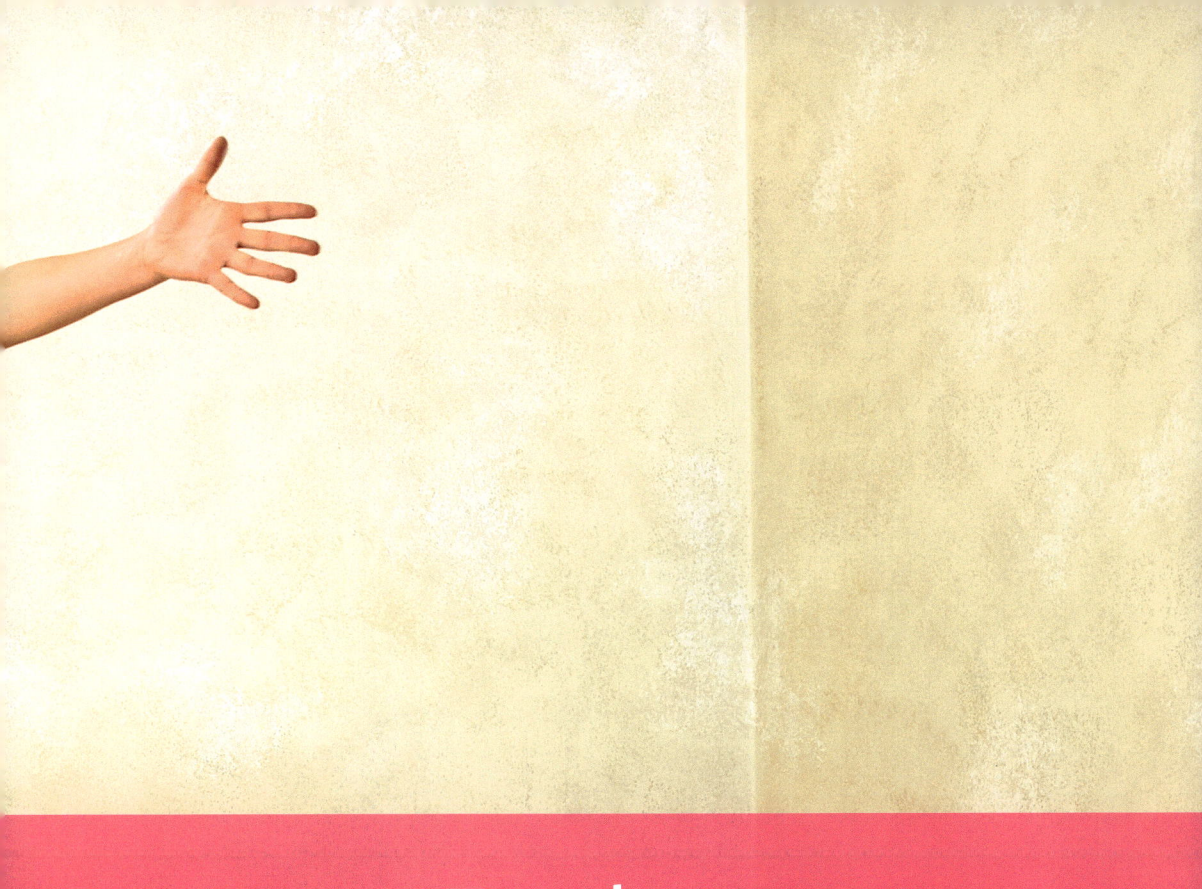

# Bewegte Faszien

Bewegung ist die beste Maßnahme zur Gesunderhaltung der faszialen Strukturen. Wer vielseitig aktiv bleibt, vermeidet Beeinträchtigungen und entwickelt Jugendlichkeit und Vitalität. Bewegungstraining fordert den Körper als Einheit und beeinflusst alle Strukturen und deren Vernetzung untereinander. Der Körper findet zu seiner natürlichen Bewegungsweise zurück, für die er konstruiert ist.

Beweglich sein heißt, sich geschmeidig, harmonisch, reaktionsschnell, sicher und flexibel zu bewegen – sowohl mit einem großen Radius als auch auf kleinstem Raum.

# 1. Strategie: Energie laden

## Das bewirkt die Strategie

Je mehr Sie diese Strategie verfolgen, desto energiesparender kann Ihre Muskulatur Bewegungen ausführen, da die Faszien die Arbeit übernehmen. Das ist sehr ökonomisch für den gesamten Organismus. Außerdem macht diese Trainingsvariante den Körper flexibel. Er ist in der Lage sich zu dehnen und auch wieder in die gewünschte Form zurückzukommen – er bleibt elastisch.

## So wird es gemacht

Stabilisieren Sie Ihren Körper. Bringen Sie nun eine Muskelfaszie in eine Vordehnung und lassen Sie dann diese Vorspannung plötzlich los. Nutzen Sie die zuvor geladene Energie, um sich in die Bewegung mitreißen zu lassen. Dabei gilt: Je stärker die Vordehnung, desto stärker der Katapulteffekt. (Dieser Effekt wird z. B. in Startblöcken bei Kurz- und Mittelstreckenläufen genutzt.)

## Dies sollte beachtet werden

Auch wenn Faszien stabiler auf Zugbelastung reagieren als Stahl, können sie durch Überspannung beschädigt werden und sind dann nur noch sehr eingeschränkt in der Lage, sich wieder in eine natürliche Form zurückzuziehen. Trainieren Sie also bitte im Bereich des »Wohlwehs«, sodass sich die Übung noch immer gesund anfühlt.

## Vorübung Innere Stabilität

Bevor Sie eine Bewegung ausführen, die Schwung benötigt, stabilisieren Sie erst Ihren Rumpf und halten den Spannungszustand. Um ein Gefühl für die Rumpfstabilisation zu bekommen, stellen Sie sich aufrecht hin. Legen Sie einen instabilen Gegenstand (z. B. eine Blackroll, eine ¾-gefüllte Wärmflasche oder ähnliches) vor sich auf den Boden.

a) 1 Stellen Sie sich Fuß für Fuß auf den Gegenstand und halten Sie die Balance.
b) Das Halten des Gleichgewichts sollte mühevoll sein. Ist die Herausforderung nicht hoch genug, heben Sie einen Fuß vom Gegenstand ab oder/und schließen Sie die Augen.
c) Bleiben Sie in dieser Ausgleichsübung, nehmen Sie die automatischen Spannungswechsel im Körper wahr, die das Gleichgewicht sichern, und atmen Sie gleichmäßig.
d) Speichern Sie dieses Gefühl von innerer Stabilität.
e) Abschließend steigen Sie wieder vom Gegenstand herunter und lockern den ganzen Körper.

### Wirkung
- Wahrnehmungsschulung Rumpfanspannung
- trainiert die Stabilisatoren

### Alltagstipps
1. Stellen Sie sich beim Busfahren hin, ohne sich festzuhalten.
2. 2 Schwingen Sie, wann immer es möglich

ist, ein Bein über einen Stuhl. Beginnen Sie mit der Sitzebene und steigern Sie sich zur Rückenlehne.

3. Treten Sie die Lichtschalter Ihrer Wohnung mit dem Fuß an und aus.
4. Nehmen Sie grundsätzlich Hindernisse sportlich und suchen Sie in Ihrer Umwelt nach Möglichkeiten zum Springen und Balancieren.

TIPP Nutzen Sie diese Vorübung, um sich den flexiblen Spannungszustand im Körper zu vergegenwärtigen und bewusst herbeizuführen. Bauen Sie immer eine innere Stabilität auf, wenn Sie in schwungvolle, energiegeladene Bewegungen gehen.

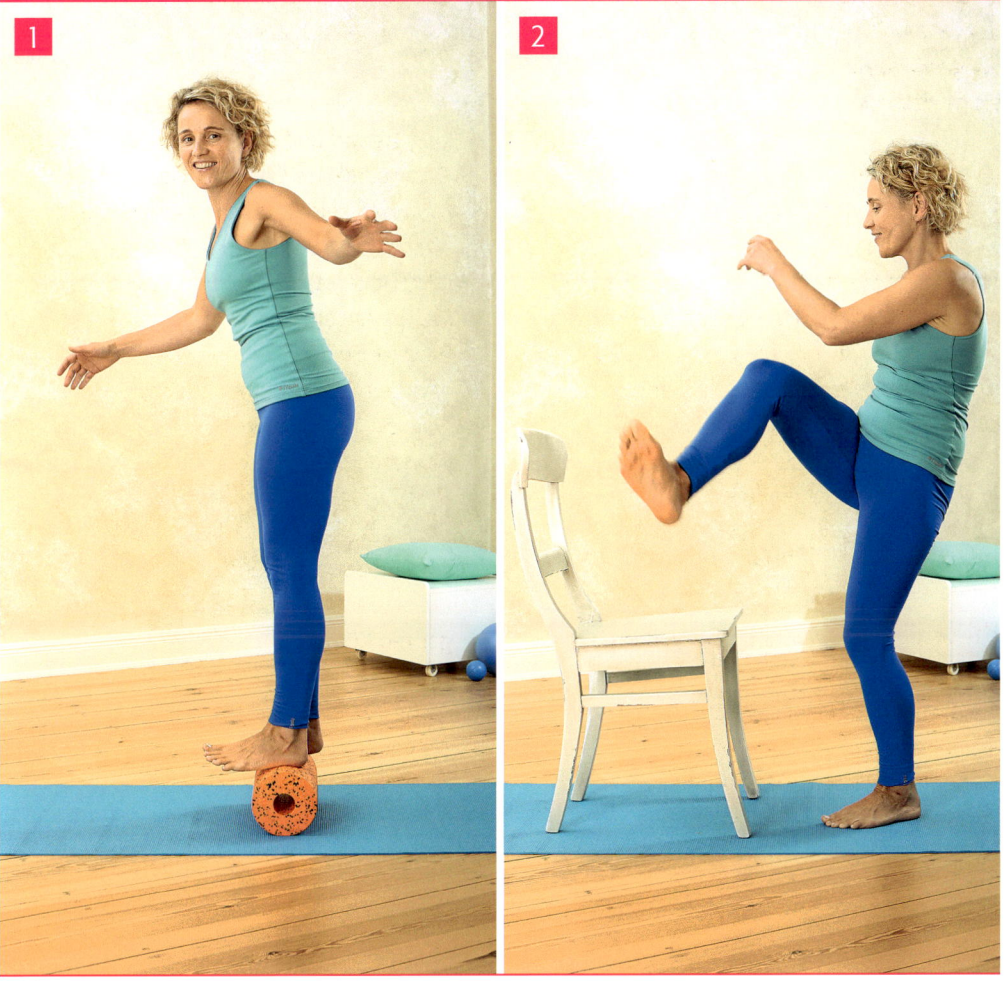

## Übung Hüpfen, Springen, Tanzen

Stellen Sie sich aufrecht hin.

a) Heben Sie die Fersen erst langsam, dann dynamischer im Wechsel an. Stellen Sie sich dabei vor, es befindet sich unter der Fußsohle eine Sprungfeder, die Sie herunterdrücken und deren Spannkraft Ihnen wieder Schwung nach oben gibt.

b) Lösen Sie in der Bewegung die Füße jeweils ganz vom Boden.

c) **1** Hüpfen Sie! Tanzen Sie!

d) **2** Bewegen Sie sich durch den Raum. Springen Sie über imaginäre Pfützen. Achten Sie darauf, dass Ihre Springbewegungen leicht und dynamisch aussehen. Natürlich können Sie auch rausgehen und dort über echte bzw. auch über Fantasie-Pfützen springen.

e) Nehmen Sie auch andere Hindernisse in unterschiedlichen Höhen und Breiten hinzu!

### Wirkung

- Reaktionsfähigkeit
- Sturzprophylaxe
- aktiviert Muskelketten
- trainiert das Fasziengewebe
- steuert die Synergetische Einheit an

**TIPP** Gehen Sie aufmerksam Ihre Wege und nutzen Sie Kantsteine, Unebenheiten, Pfützen etc., um auf und über diese zu hüpfen und zu springen. Trauen Sie sich mit der Zeit immer mehr zu!

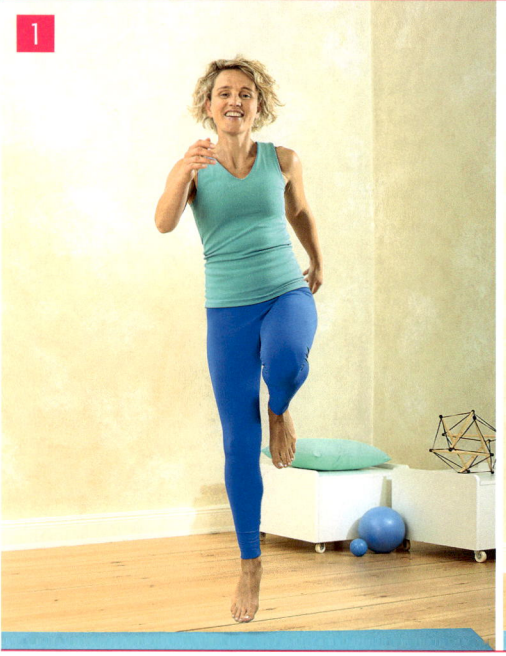
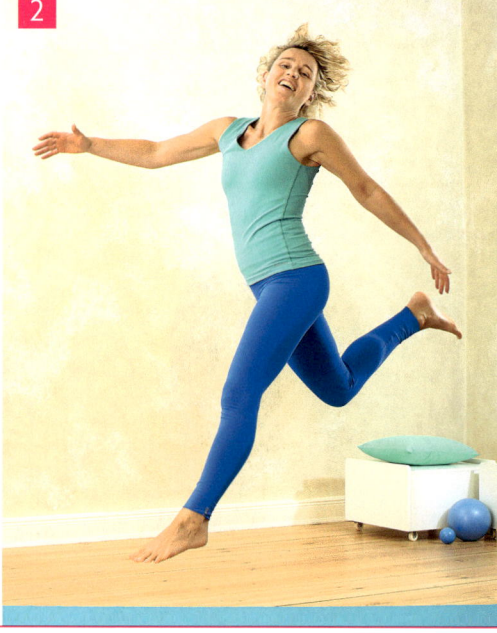

## Übung Seilspringen

Stellen Sie sich aufrecht hin und halten Sie ein Springseil zwischen Ihren Händen. Das Seil sollte ungefähr so lang sein, dass es, wenn Sie mittig darauf stehen, auf beiden Seiten bis zu den Achselhöhlen reicht.

a) Beginnen Sie langsam mit Sprüngen über das Seil. Schwingen Sie zum Beispiel das Seil nur einmal unter Ihrem Körper durch und machen dann eine Pause. Nach und nach fügen Sie mehrere Sprünge aneinander. Oder Sie machen Zwischenhüpfer.

b) 3–4 Wenn Sie mit Körper und Seil in einem Rhythmus sind, variieren Sie Ihre Sprünge: mit beiden Beinen gleichzeitig, nacheinander, mit einem Bein etc.

c) Nach einer kurzen Zeit beenden Sie die Übung und lockern dann den ganzen Körper. Springen Sie lieber öfter als länger!

### Wirkung

- Rhythmusgefühl
- Reaktionsfähigkeit
- setzt Trainingsreize und Belastungsspitzen
- erhöht Energiespeicherkapazität im Körper
- Aufwärmung der Grundsubstanz

TIPP Um in einen Seilspringrhythmus zu kommen, nehmen Sie das Seil mit beiden Enden in eine Hand und lassen es parallel zu einer beliebigen Springbewegung neben dem Körper kreisen.

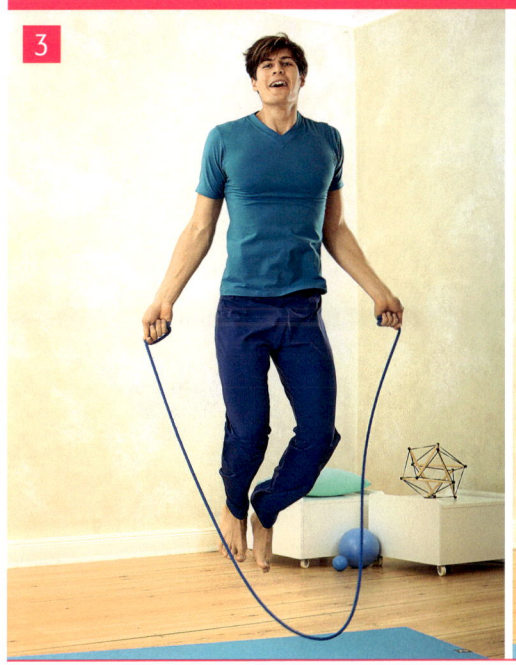

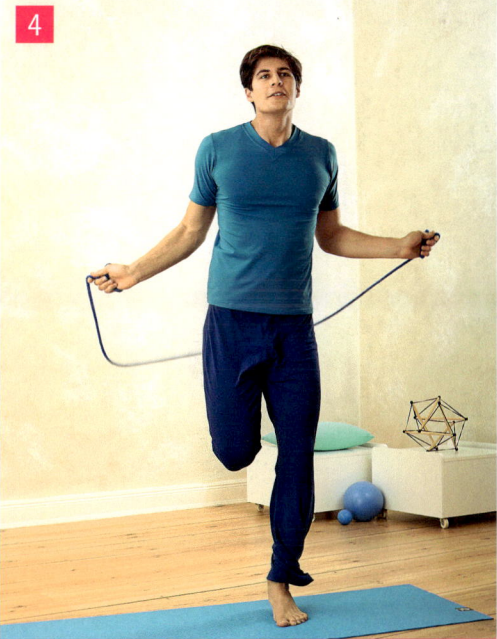

## Übung Vor – Zurück

Stellen Sie sich aufrecht hin und halten Sie eine innere Stabilität.

a) **1–2** Heben Sie das rechte Bein schwungvoll nach vorne hoch und lassen Sie es in den Stand zurückfedern. Sobald beide Beine wieder nebeneinander stehen, schwingen Sie das linke Bein weit nach hinten, setzen dort kurz die Zehen auf und federn wieder zur Mitte zurück.

b) Schwingen Sie die Arme passend sowohl mit nach vorn als auch mit nach hinten.

c) Machen Sie diese Bewegungen mehrere Male fließend hintereinander und wechseln Sie dann die Seiten.

d) Gehen Sie mit dem ganzen Körper dyna-misch mit in die Bewegungen und erweitern Sie den Bewegungsradius.

e) Beenden Sie die Übung und wechseln Sie die Seite.

### Wirkung

- trainiert das Fasziengewebe
- macht die einzelnen Faszienschichten zueinander geschmeidig
- aktiviert Muskelketten

**TIPP** Um der Übung noch mehr Dynamik zu geben, machen Sie beim Wechsel zwischen der Vor- und Rückbewegung einen kleinen Hüpfer.

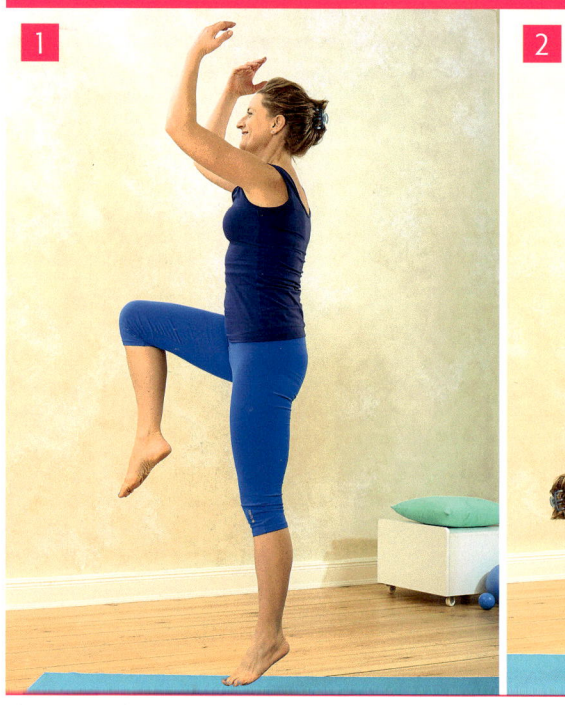

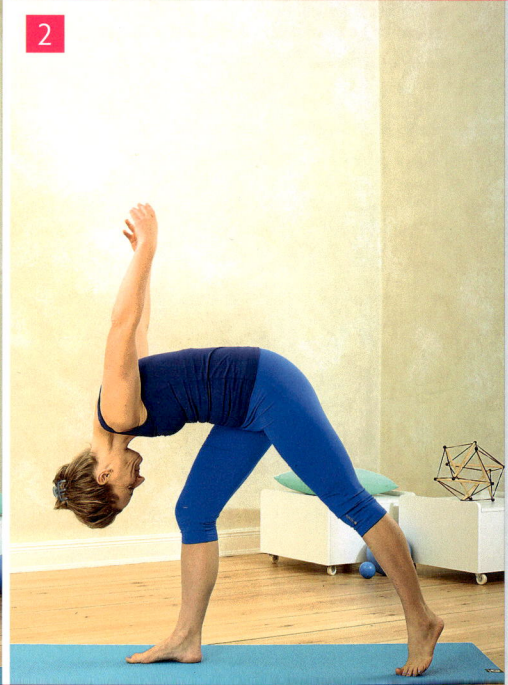

## Übung Windmühle

Stellen Sie sich aufrecht hin. Verlagern Sie Ihr Gewicht auf die linke Seite und halten Sie eine innere Stabilität.

a) **3–4** Heben Sie das rechte Bein angewinkelt hoch und heben Sie den rechten Arm. Kreisen Sie dreimal dynamisch mit Arm und Knie im großen Radius neben dem Körper und machen Sie dann kraftvoll einen Schritt vor. Der rechte Arm zieht ebenfalls nach vorn.

b) Verlagern Sie dann die Standseite auf rechts und kreisen Sie schwungvoll dreimal mit dem linken Arm und dem linken Knie. Danach machen Sie wieder kraftvoll einen Schritt vor und ziehen dabei mit dem linken Arm vor.

c) Gehen Sie so im Wechsel durch den Raum.

d) Nach einer kurzen Zeit beenden Sie die Übung und lockern den ganzen Körper.

### Wirkung

- setzt Trainingsreize und Belastungsspitzen
- macht die einzelnen Faszienschichten zueinander geschmeidig
- aktiviert Muskelketten

**TIPP** Halten Sie während der Bewegungen eine Grundspannung in der Synergetischen Einheit. Je stabiler Sie im Rumpf sind, desto losgelöster können Sie mit Ihren Armen und Beinen kreisen.

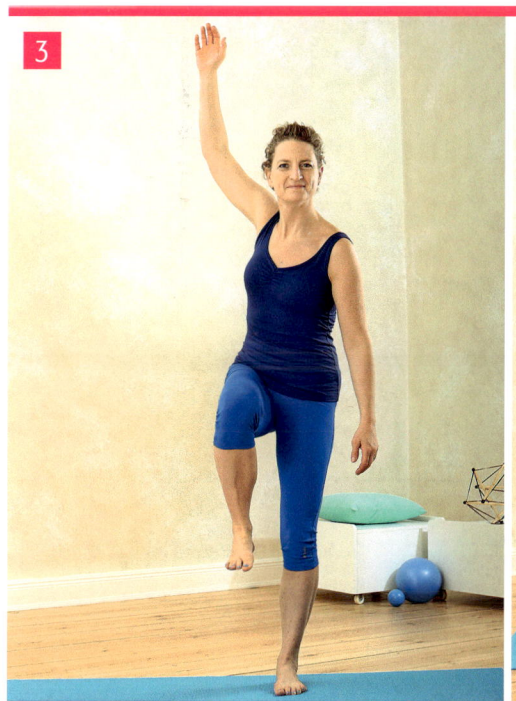

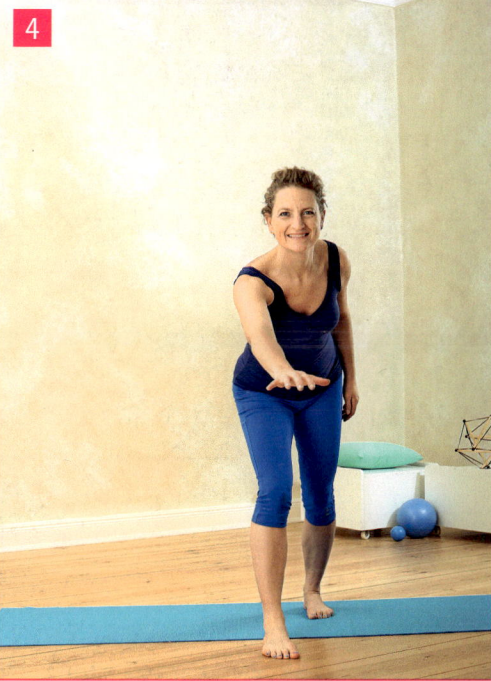

## Übung Werfen

Stellen Sie sich aufrecht hin. Nehmen Sie einen Ball, der einen geringen Luftdruck hat.

a)  1–2 Werfen Sie den Ball mit so viel Kraft auf den Boden, dass er, trotz flauen Zustands, wieder zu Ihren Händen hoch prellt.
b) Geben Sie vollen Körpereinsatz!
c) Nehmen Sie die automatische Aufspannung Ihres Körpers und das Zusammenspiel aller Strukturen wahr.
d) Werfen Sie den Ball, wenn möglich, ebenso kraftgeladen an eine Wand, sodass er zu Ihnen zurückfliegt.
e) Nach kurzer Zeit beenden Sie die Übung und lockern den ganzen Körper.

### Wirkung

- Reaktionsfähigkeit
- Sturzprophylaxe
- aktiviert Muskelketten
- setzt Trainingsreize und Belastungsspitzen
- erhöht Energiespeicherkapazität in den Armen
- steuert die Synergetische Einheit an

## TIPP

Werfen Sie einen Ball (flau oder prall) auf einen unebenen Untergrund und fangen Sie ihn wieder auf. Der Ball wird nicht linear zu Ihnen zurückkommen, sodass Sie schnell reagieren müssen.

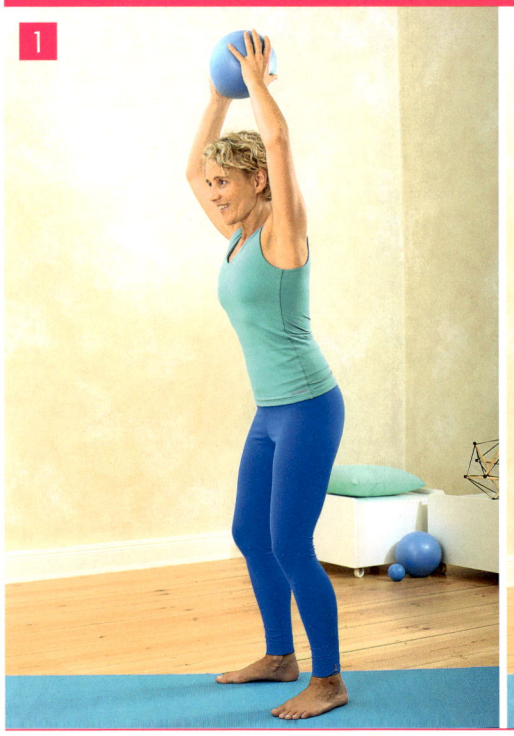
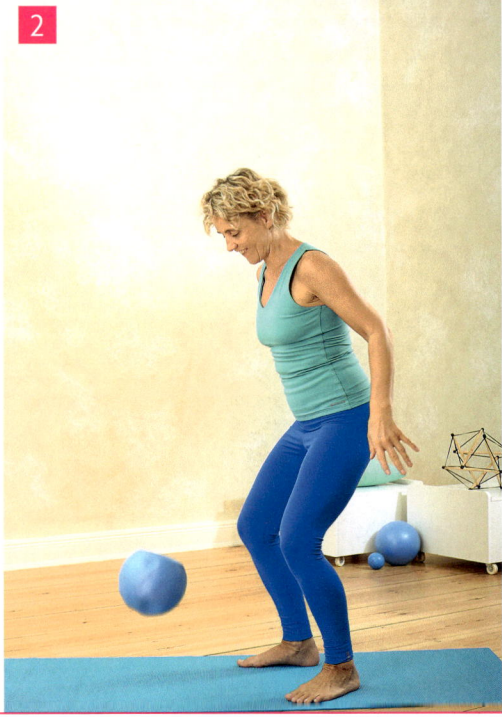

## Übung Fliegenfischen

**3–4** Stellen Sie sich aufrecht hin und nehmen Sie eine Wasserflasche in die Hand. Stellen Sie sich vor, Sie stehen an einem Fluss und haben eine lange Angel dabei. Beim Fliegenfischen wirft man den Angelhaken mit einer weit ausholenden Bewegung schwungvoll nach vorn in ein bewegtes Gewässer.

a) Machen Sie mit dem rechten Arm solche Wurfbewegungen und lassen Sie Ihren gesamten Körper der Bewegung folgen.
b) Variieren Sie die Intensität und Richtung.
c) Wechseln Sie die Seite und machen Sie mit dem linken Arm führend die Bewegung genauso oft.

TIPP
- Je mehr Sie sich in die Fantasiesituation hineinfinden, desto harmonischer, kraftvoller und variantenreicher werden Ihre Bewegungen.
- Sie können die Übung auch erst ohne Flasche durchführen.

### Wirkung
- weitet die Oberflächenfaszienstruktur
- bringt die Oberflächenfaszienstruktur in Vorspannung
- kräftigt die Muskulatur von Brust und oberem Rücken

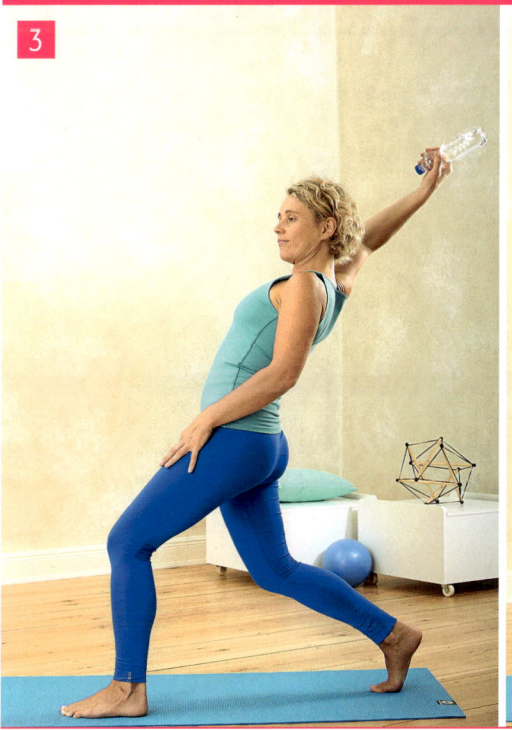
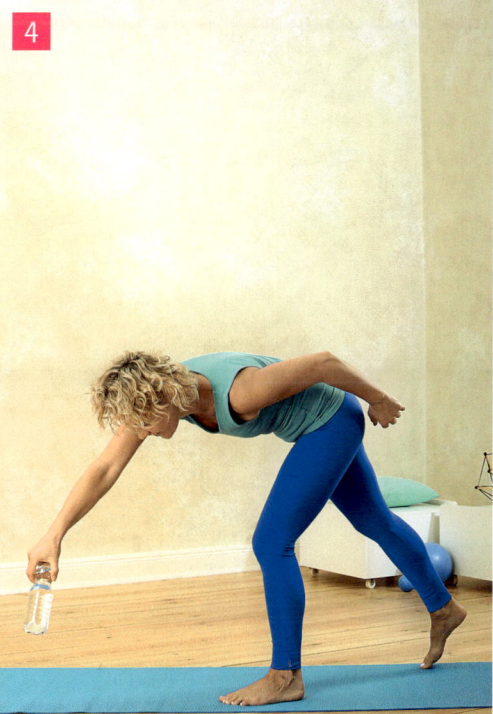

## Übung Fußball

Stellen Sie sich aufrecht hin. Legen Sie einen Ball vor sich.

a) **1** Schießen Sie den Ball mit viel Schwungkraft nach vorn, ggf. gegen eine Wand. Geben Sie vollen Körpereinsatz!
b) Nehmen Sie die automatische Aufspannung Ihres Körpers und das Zusammenspiel aller Strukturen wahr.
c) Variieren Sie die Intensität und Richtung.
d) Wechseln Sie die Seite und machen Sie mit dem linken Fuß die Bewegung genauso oft.
e) Beenden Sie die Übung und lockern Sie dann den ganzen Körper.

## Wirkung

- Reaktionsfähigkeit
- Sturzprophylaxe
- aktiviert Muskelketten
- trainiert das Fasziengewebe
- steuert die Synergetische Einheit an

## TIPP

**2** Befinden Sie sich in einem Wohnraum o. Ä., wo das Ballschießen nicht möglich ist, zielen Sie (mit gleichbleibender Energie) am Ball vorbei! Es geht in der Übung vor allem um die vorbereitende Gegenbewegung und das daraufhin schnelle Vorkatapultieren des Fußes.

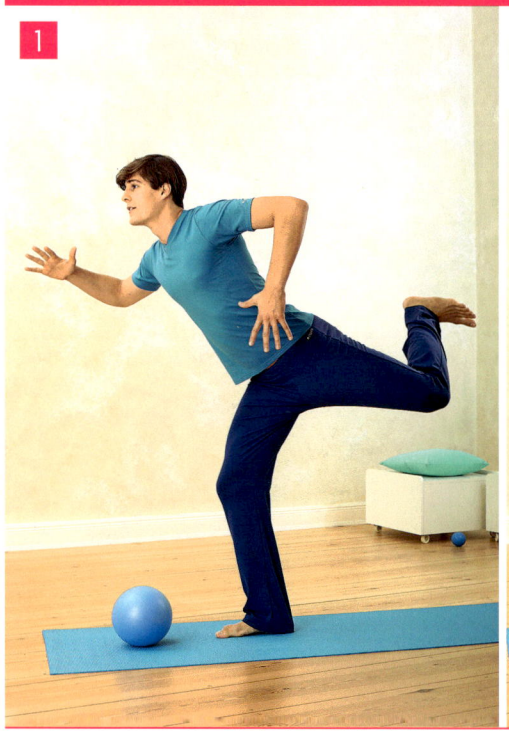

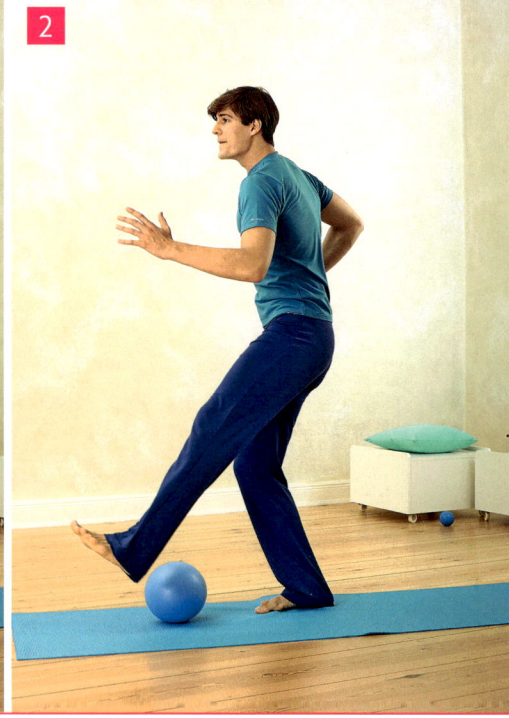

## Übung Motorboot

Stellen Sie sich aufrecht in den Ausfallschritt, der rechte Fuß steht vorn. Stützen Sie sich mit der rechten Hand auf dem rechten Oberschenkel ab.

a) **3** Beugen Sie sich vor und »greifen« Sie ein imaginäres Starterseil eines Motors.

b) **4** Ziehen Sie nun kraftvoll und mit viel Schwung an dem Starterseil. Der Ellenbogen zieht dabei weit nach oben hinten und der ganze Körper geht dabei mit. Stellen Sie sich vor, der Motor hat Startschwierigkeiten.

c) Nach mehreren Wiederholungen wechseln Sie die Seiten.

d) Beenden Sie die Übung und lockern Sie dann den ganzen Körper.

### Wirkung

- setzt Trainingsreize und Belastungsspitzen
- erhöht Energiespeicherkapazität in den Armen
- macht die einzelnen Faszienschichten zueinander geschmeidig
- aktiviert Muskelketten

**TIPP** Je mehr Sie sich in die Fantasiesituation hineinfinden, desto dynamischer und kraftvoller werden Ihre Bewegungen.

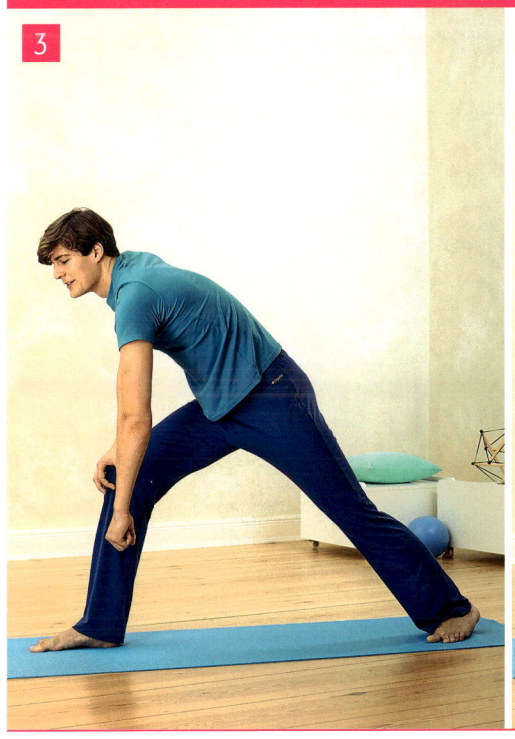

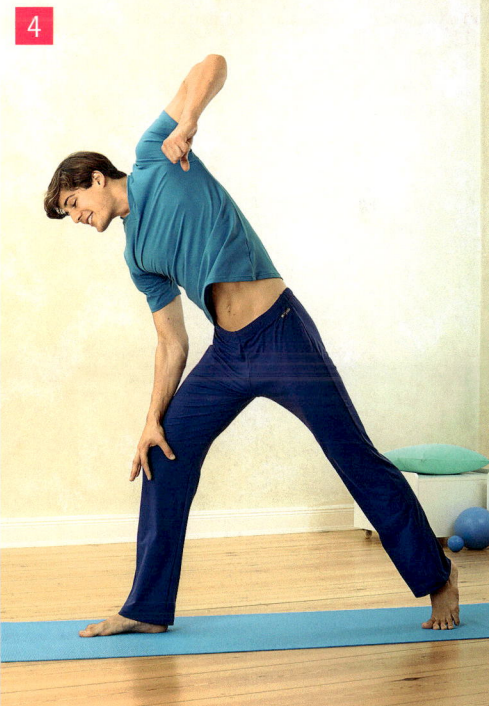

## Übung Flaschengymnastik

Stellen Sie sich mit geöffneten Beinen aufrecht hin und nehmen Sie zwei Wasserflaschen in die Hände. Halten Sie die Flaschen zunächst mit langen Armen am Flaschenhals fest. Stabilisieren Sie die Synergetische Einheit.

a) **1** Schwingen Sie mit fließenden Bewegungen beide Flaschen gemeinsam erst nach links und rechts, der Körper bleibt nach vorn ausgerichtet.

b) Verändern Sie die Richtung und schwingen Sie die Flaschen hoch und runter. Lassen Sie jetzt den Körper mit in die Bewegung gehen. Werden Sie immer größer in der Bewegung, bis die Hände von oben hoch über dem Kopf bis unten weit hinter dem Körper und wieder hoch einen Bogen ziehen. Achten Sie darauf, dass Sie immer eine stabile Körpermitte halten können und der Körper sich in einer Aufspannung befindet.

c) Nach ein paar rhythmischen Wiederholungen schwingt im Wechsel ein Arm nach vorn, der andere gleichzeitig nach hinten.

d) **2** Nach einer Zeit verändern Sie wieder die Richtung und schwingen erneut mit beiden Flaschen von Seite zu Seite. Jetzt lassen Sie den Körper mit in die Bewegung drehen. Werden Sie immer größer in der Bewegung und drehen Sie weit über rechts und links nach hinten.

TIPP Stellen Sie sich eine schöne, gleichmäßig rhythmische Musik dazu an, die Ihre Bewegungen begleitet.

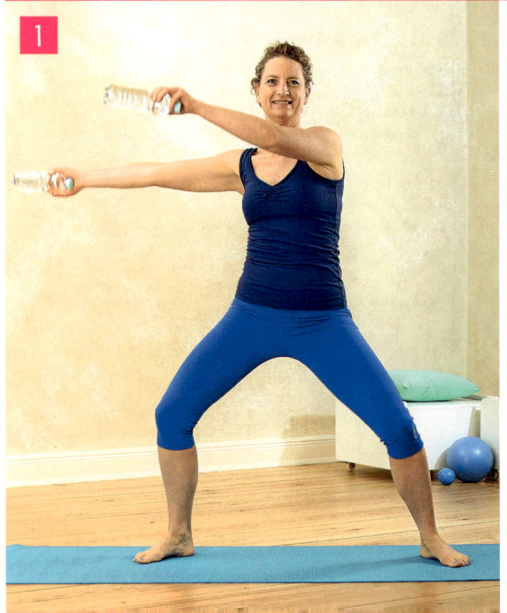
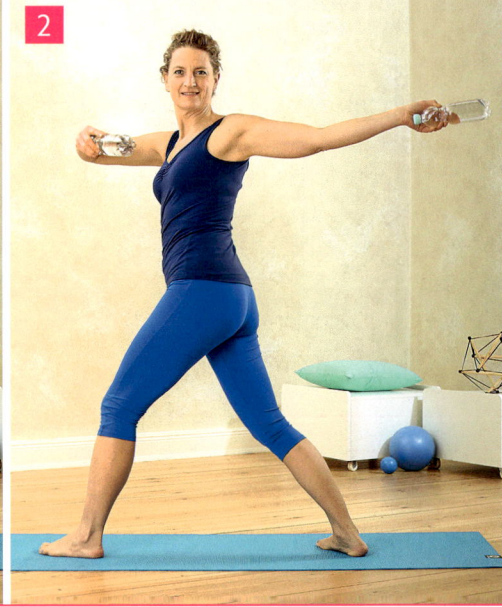

e) Nach ein paar Wiederholungen schwingt ein Arm nach links, der andere nach rechts und wieder zurück. Beide Arme kreuzen sich in der Rückbewegung vor dem Körper. Mal ist der eine Arm vorn, mal der andere.

f) Probieren Sie auch andere Richtungen aus. Lassen Sie zum Beispiel die Arme seitlich einen Kreis beschreiben.

g) Abschließend schwingen Sie sich aus.

**Wirkung**
- stärkt die Synergetische Einheit
- kräftigt die Rückenmuskulatur
- aktiviert Muskelketten

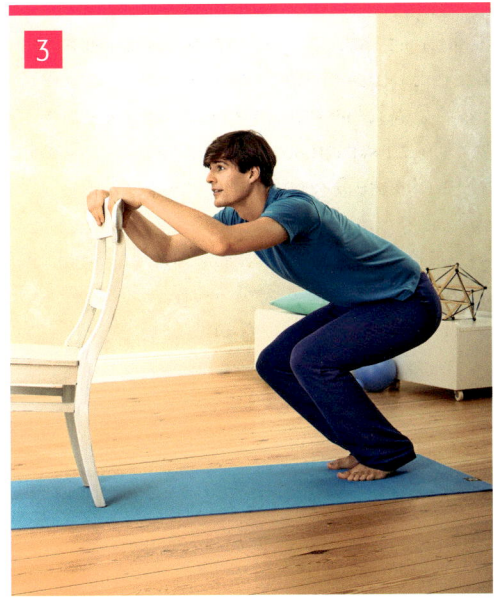

## Übung Recksprung

Nehmen Sie einen stabilen Stuhl und stellen Sie ihn mit der Lehne vor sich.

a) 3–4 Halten Sie sich an der Lehne fest und beginnen Sie vorsichtig, hochzuspringen. Sobald Sie sich sicher fühlen, vergrößern Sie die Sprunghöhe. Die Stuhllehne dient dabei nur als leichter Halt, nicht als Stütze. Das Körpergewicht schwingt sozusagen mit.

b) Variieren Sie die Höhe, die Richtung, die Beinhaltung … Trauen Sie sich etwas zu!

**Wirkung**
- steuert die Synergetische Einheit an
- trainiert das Fasziengewebe

TIPP Sollten Sie ein besseres Gefühl haben, wenn der Stuhl mehr Stabilität bietet, bitten Sie jemanden, darauf Platz zu nehmen.

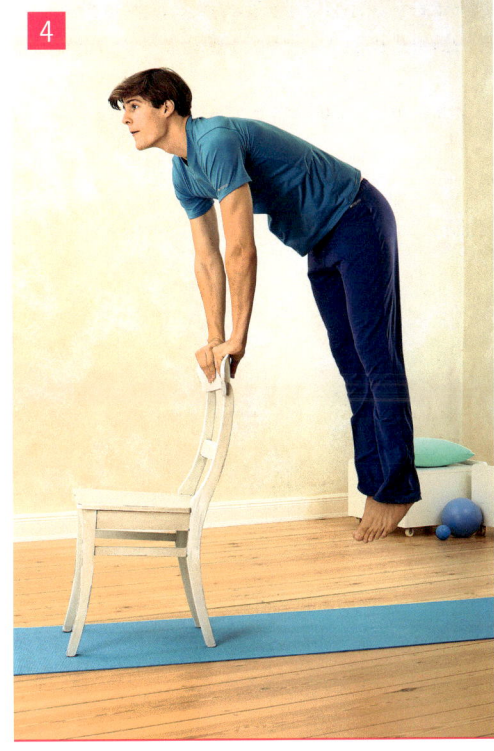

## Übung Holzspalten

**1** Stellen Sie sich aufrecht hin. Verlagern Sie Ihr Gewicht auf die rechte Seite und winkeln Sie Ihr linkes Bein nach hinten ab.

a) **2** Stellen Sie sich vor, Ihre Zehen bilden die scharfe Seite einer Axt und direkt hinter Ihnen befinden sich auf dem Boden Holzstücke, die zu Feuerholz gespalten werden sollen. Die imaginären Holzstücke stehen hochkant, sodass Sie nun mit den Zehen senkrecht in Richtung Boden »hacken« müssen, um das Holz zu spalten. Halten Sie eine innere Stabilität.

b) Nehmen Sie die automatische Aufspannung Ihres Körpers und das Zusammenspiel aller Strukturen wahr.

c) Wechseln Sie die Standseite und machen Sie mit dem rechten Fuß die Bewegung genauso oft.

d) Beenden Sie die Übung und lockern Sie dann den ganzen Körper.

### Wirkung

- setzt Trainingsreize und Belastungsspitzen
- erhöht Energiespeicherkapazität in den Beinen
- steuert die Synergetische Einheit an

TIPP Je mehr Sie sich in die Fantasiesituation hineinfinden, desto dynamischer und kraftvoller werden Ihre Bewegungen.

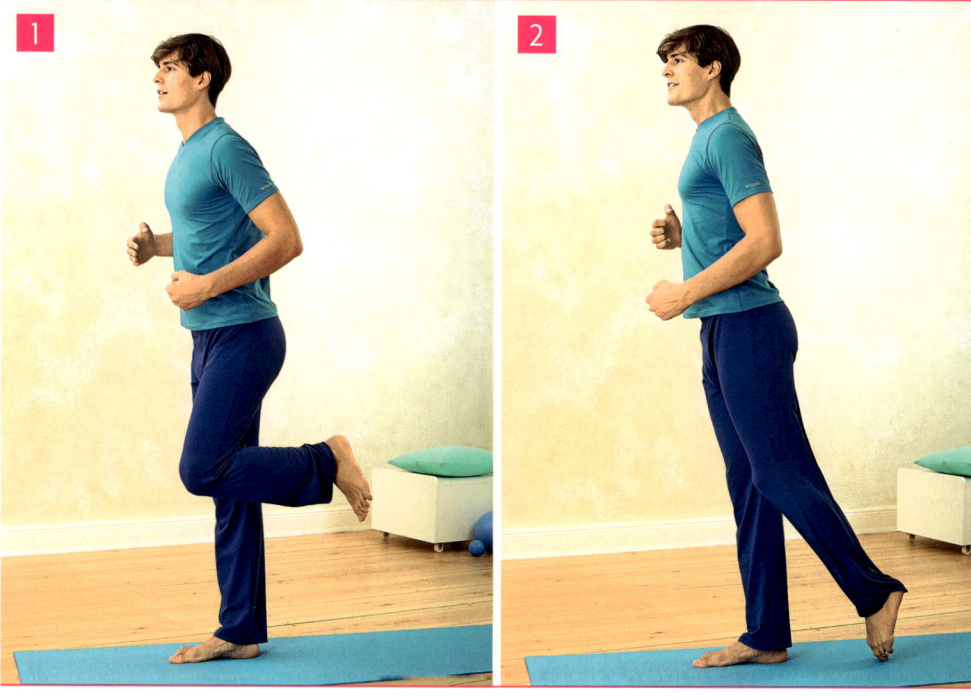

# 2. Strategie: Dehnen

## Das bewirkt die Strategie

Das allgemeine fasziale Dehnen erweitert grundsätzlich den Bewegungsspielraum. Durch unterschiedliche Dehnungsrichtungen und -formen werden Verklebungen in den Faszien gelöst. Das wiederum führt zu einer freien Beweglichkeit in den entsprechenden Körperbereichen. Eine zuvor eingeschränkte Funktionalität wird wiederhergestellt oder sogar im Voraus vermieden.

## So wird es gemacht

Die Art der Dehnung wird immer in Bezug zu dem gesetzt, was man damit erreichen möchte. Zum Beispiel sind direkt vor einer dynamischen Bewegung federnde Wipp-Dehnungen und impulsgebendes Dehnen effektiv. Vorbereitend und mit zeitlichem Abstand ist das lösende Dehnen sinnvoll, ebenso wie unmittelbar nach der dynamischen Anstrengung.

## Dies sollte beachtet werden

Bleiben Sie während der unterschiedlichen Möglichkeiten der Dehnung immer in einem für Sie noch angenehmen Rahmen. Wiederholen Sie Dehnungen für besonders kurze Abschnitte mehrmals in der Woche, da sich ein nachhaltiger Effekt nur über einen längeren Zeitraum einstellt. Bauen Sie notwendige Dehnungen in Ihren Alltag ein!

## Dehnmethoden

- **Propriozeptives Dehnen:**
Durch Schulung der Wahrnehmung während der Dehnung wird das Nervensystem der Faszien zu einer neutralen Grundspannung animiert.
- **Lösendes Dehnen:**
Die Dehnung löst Verklebungen, die eventuell Bewegungseinschränkungen bewirken.
- **Verlängerndes Dehnen:**
Diese Dehnung dient dazu, die physiologische Länge einer Muskelfaszie zu erhalten.
- **Ordnendes Dehnen:**
Die Dehnung wird in Richtung der verlaufenden Faszienfasern ausgeführt!
- **Funktionelles Dehnen:**
Hierbei wird die allgemeine Funktionalität der Muskeln und Faszien unterstützt. Das kann eine ordnende, lösende oder propriozeptive Dehnung sein.
- **Elastisches, impulsgebendes, federndes Wipp-Dehnen:**
Sanftes, elastisches Wippen und die Veränderung der Zugrichtung an den Endpunkten der Dehnhaltung unterstützt auch die feinen Fasern in ihrer flexibel-stabilisierenden Fähigkeit.
- **Schmelz-Dehnung:**
Innerlich lässt man sich weich und gleitend in die Dehnung »schmelzen«, um auch die kleinsten Verklebungen zu erreichen.

## Vorübung Maikäfer

Legen Sie sich auf den Rücken. Strecken Sie Ihre Arme und Beine hoch in die Luft.

a) 1 Schütteln Sie nun Ihre Extremitäten kraftvoll aus.

### Alltagstipps

1. 2 Nutzen Sie kleine Stopps beim Autofahren oder machen Sie gezielt eine Pause. Legen Sie im Sitzen Ihre Handflächen an das Autodach. »Laufen« Sie nun mit Ihren Händen am Dach, so weit es geht, in Richtung Rückbank und spüren Sie die Dehnung in der Vorderseite Ihres Körpers. Atmen Sie mehrmals tief ein und aus. »Krabbeln« Sie nach einiger Zeit wieder zurück zur Ausgangsposition.

2. Wenn Sie das nächste Mal Geschirr aus dem Schrank holen, dann stellen Sie sich seitlich zum Schrank. Recken Sie sich nun soweit wie möglich zur Seite. Drehen Sie sich dabei vielleicht sogar noch weiter rückwärts. Spüren Sie dabei die Dehnung in Ihrem Rumpf. Machen Sie diese Dehnbewegung auch mit der anderen Seite. Variieren Sie mit dieser Idee, sodass Sie insgesamt flexibler werden.

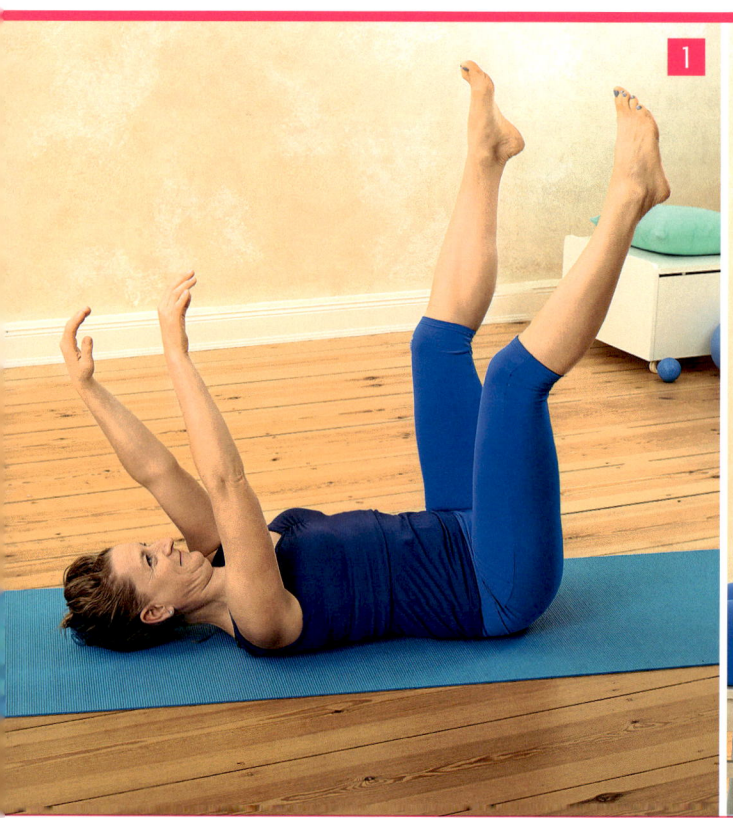
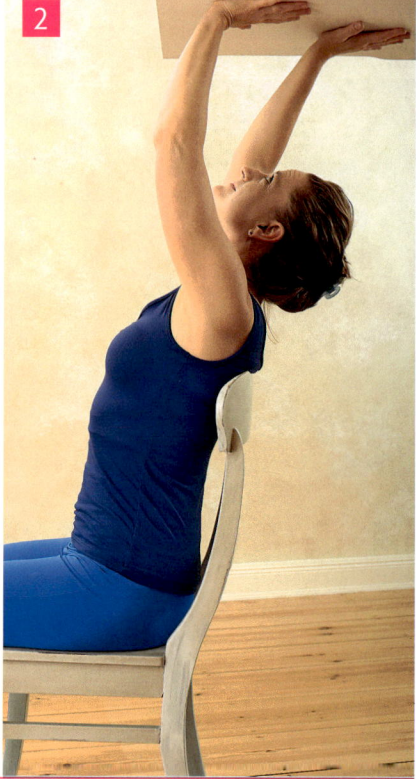

## Übung Recken und strecken

**3** Legen Sie Sich auf den Rücken. Strecken Sie sich aus und räkeln und dehnen Sie sich nach Lust und Laune in alle möglichen Zugrichtungen.

a) **4** Ziehen Sie nun beide Arme und beide Beine nach rechts, sodass Sie Ihren Körper in eine sichelförmige Dehnung bringen. Atmen Sie tief ein und aus und verstärken Sie die Dehnung, in dem Sie mit Ihren Händen und Füßen noch mehr zur Seite ziehen.

b) Atmen Sie eine Weile in dieser Dehnung und wechseln Sie dann die Seite.

### Wirkung
- propriozeptives Dehnen
- lösendes Dehnen
- verlängerndes Dehnen
- funktionelles Dehnen

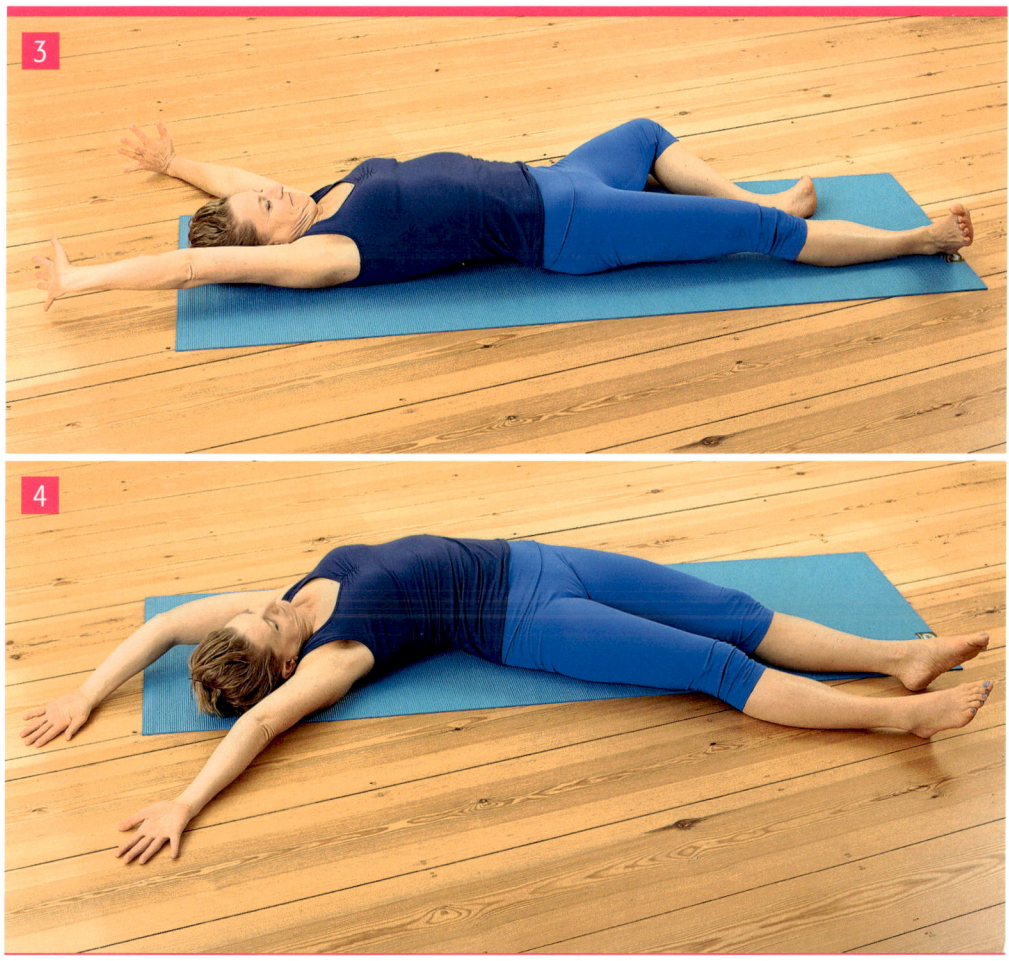

## Übung Herzöffner

**1** Kommen Sie in die Rückenlage und platzieren Sie ein Kissen, ein Handtuch o. Ä. mittig unter den Brustkorb.

Legen Sie nun vorsichtig den Hinterkopf mit leicht überstrecktem Hals auf der Erde ab, die Arme liegen zur Seite, die Handflächen sind nach oben geöffnet. In dieser Haltung wölbt sich Ihr Brustbein nach oben. Atmen Sie ruhig ein und aus und genießen Sie die Dehnung!

### Wirkung

- propriozeptives Dehnen
- lösendes Dehnen
- verlängerndes Dehnen
- ordnendes Dehnen
- Schmelz-Dehnung

## Übung Faszialer Sonnengruß

Verbinden Sie die folgenden Positionen zu einer Abfolge (S. 77 bis 80).

a) **2** Stellen Sie sich aufrecht hin. Schließen Sie Ihre Füße. Ihre Kniegelenke sind »bewegungsbereit«. Legen Sie Ihre Handinnenflächen so aneinander, dass Ihre Unterarme parallel verlaufen. Spannen Sie Ihre gesamte Rumpfmuskulatur auf. Üben Sie etwas Druck auf Ihre Hände aus. Atmen Sie tief ein und aus.

b) **3** Mit der nächsten Einatmung führen Sie nun Ihre Arme über die Seite, um sie dann nach oben-hinten zu strecken. Spüren Sie die Dehnung in der Vorderseite Ihres Körpers. Wippen Sie nun zwei- bis dreimal nach hinten.

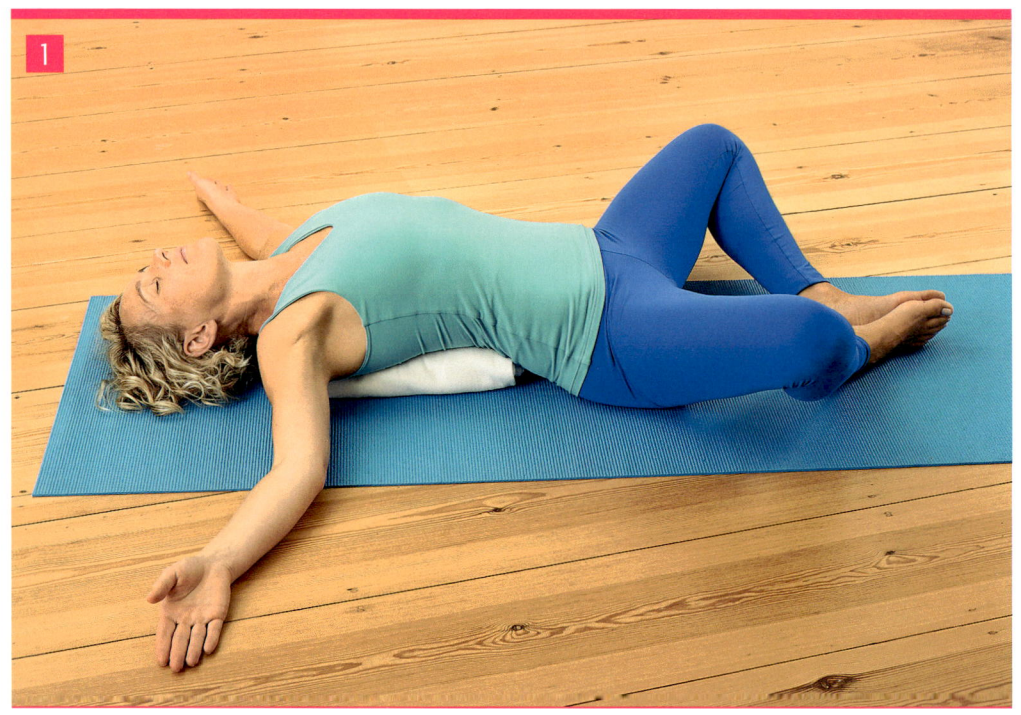

c) **4** Nutzen Sie diese vorbereitende Gegenbewegung, um den gesamten Oberkörper
nach unten zu schwingen. Dabei »fliegen«
Ihre Arme seitlich wie Flügel mit der Bewegung, bis Ihre Fingerkuppen oder Hände
am Boden abgelegt werden können. Ihre
Rückenmuskulatur bleibt so lange während
der Flugphase angespannt, bis die Dehn-
fähigkeit der rückwärtigen Beinmuskulatur
dies nicht mehr zulässt. Werden Sie erst
jetzt rund in Ihrem Rücken. Ihre Knie dürfen
während der Bewegung gebeugt sein.
Atmen Sie aus.

d) **5** Wippen Sie nun zweimal mit Ihrem Oberkörper als vorbereitende Gegenbewegung
nach unten und schwingen Sie mit Ihrem
Brustbein so weit hoch, bis Ihre Rücken-

muskulatur wieder eine natürliche doppelte
S-Form hergestellt hat. Ihr Nacken bleibt dabei faltenfrei. Spannen Sie während dieser
aufrichtenden Bewegung Ihre Arme wie
Flügel seitlich auf.

e) **6** Nutzen Sie den Schwung dieser Bewegung, um jetzt den linken Fuß so weit
nach hinten zu setzen, dass Sie in einen
großen Ausfallschritt kommen. Halten Sie
Ihr Brustbein dabei aufgespannt. Atmen
Sie aus.

f) **7** Wippen Sie zwei- bis dreimal mit Ihrer
Leiste nach unten und nutzen Sie diese vorbereitende Gegenbewegung, um dann den
rechten Fuß zum linken zu stellen. Sie befinden sich jetzt in der »Plattform-Position«.
Atmen Sie ein.

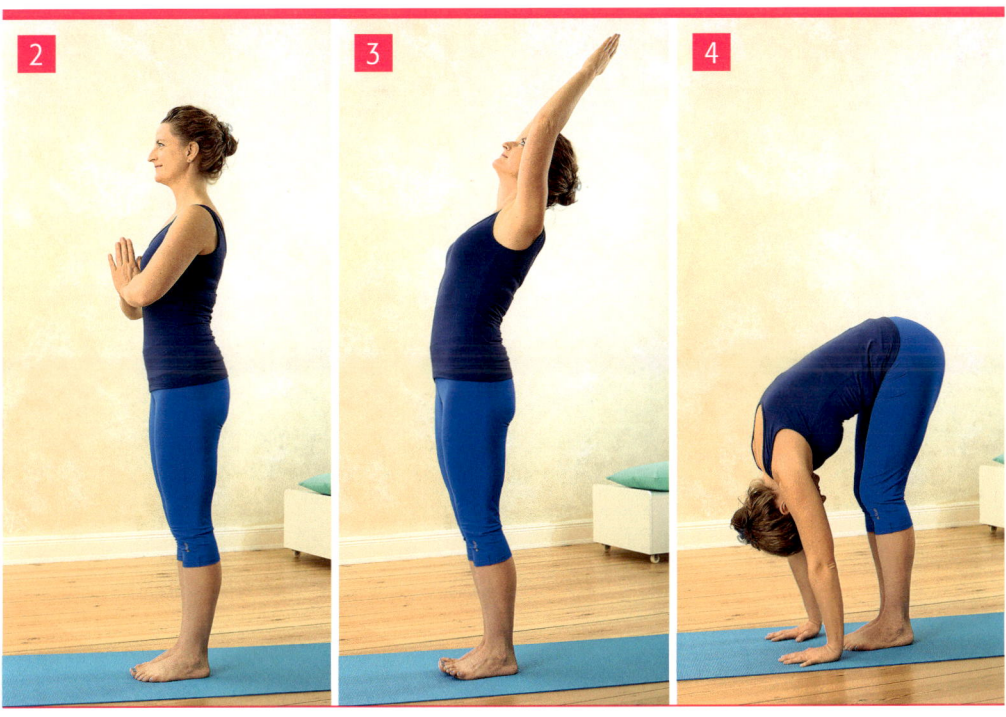

g) Senken Sie mit Ihrer Ausatmung Ihren gesamten Körper Richtung Boden. Berühren Sie dabei mit Ihren Knien, Ihrem Brustbein und Ihrem Kinn den Boden.

h) 8 Schwingen Sie mit Ihrem Brustbein nach oben, sodass die Vorderseite Ihres Körper vorgespannt wird. Atmen Sie ein.

i) 9 Nutzen Sie diese Spannung, um sich in die Dreiecksposition gleiten zu lassen. Dabei ist Ihr Gesäß der höchste Punkt und Sie stehen auf Ihren Händen und Füßen.

j) 10–11 Ziehen Sie Ihr linkes Bein kraftvoll als vorbereitende Gegenbewegung zur Decke (nehmen Sie die dabei entstehende Dehnspannung in der Vorderseite des Körpers wahr), um es dann zwischen Ihre Hände zu stellen. Spannen Sie Ihr Brustbein auf und atmen Sie ein.

k) 12 Wippen Sie zweimal mit Ihrer Leiste Richtung Boden, um diese vorbereitende Gegenbewegung zu nutzen und den rechten Fuß neben den linken zu setzen. Atmen Sie dabei aus. Nehmen Sie die Dehnspannung in der Rückseite Ihres Körpers wahr.

l) 13 Machen Sie mit dem Körper zwei bis drei Wippbewegungen und schwingen Sie dann mit zur Seite aufgespannten Armen und erhobenem Brustbein in den aufrechten Stand. Die Arme strecken nach oben-hinten. Atmen Sie dabei ein und spüren Sie die Dehnspannung in der Vorderseite Ihres Körpers.

m) Kommen Sie mit der Ausatmung in die Ausgangsstellung zurück. Ihre Hände liegen vor dem Brustbein aneinander. Die Unterarme verlaufen parallel.

### Wirkung

- lösendes Dehnen
- verlängerndes Dehnen
- ordnendes Dehnen
- funktionelles Dehnen
- elastisches, impulsgebendes, federndes Wipp-Dehnen

5

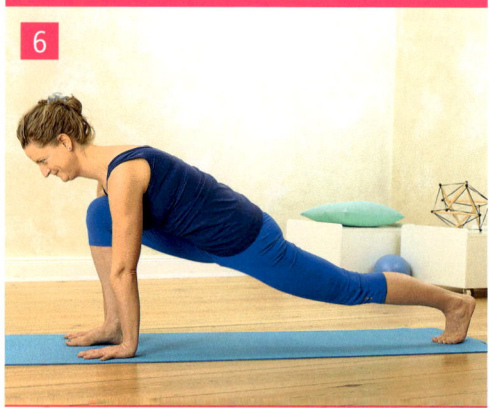
6

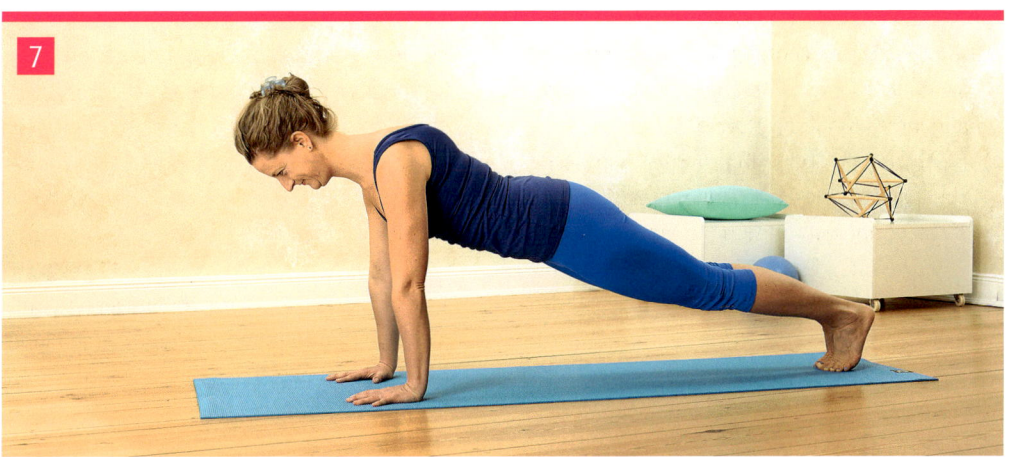

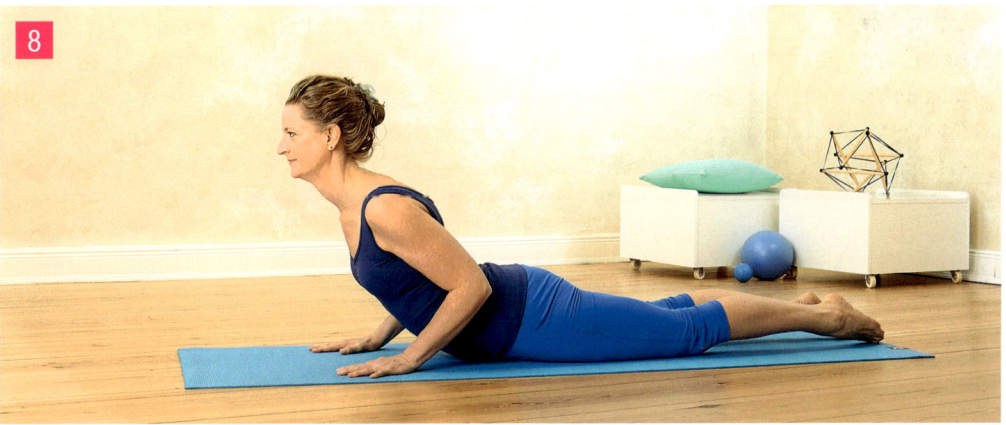

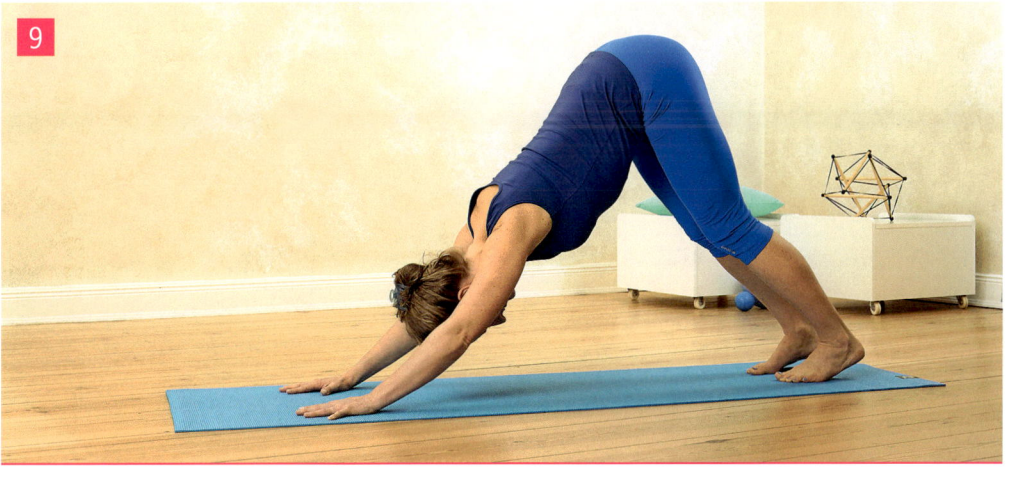

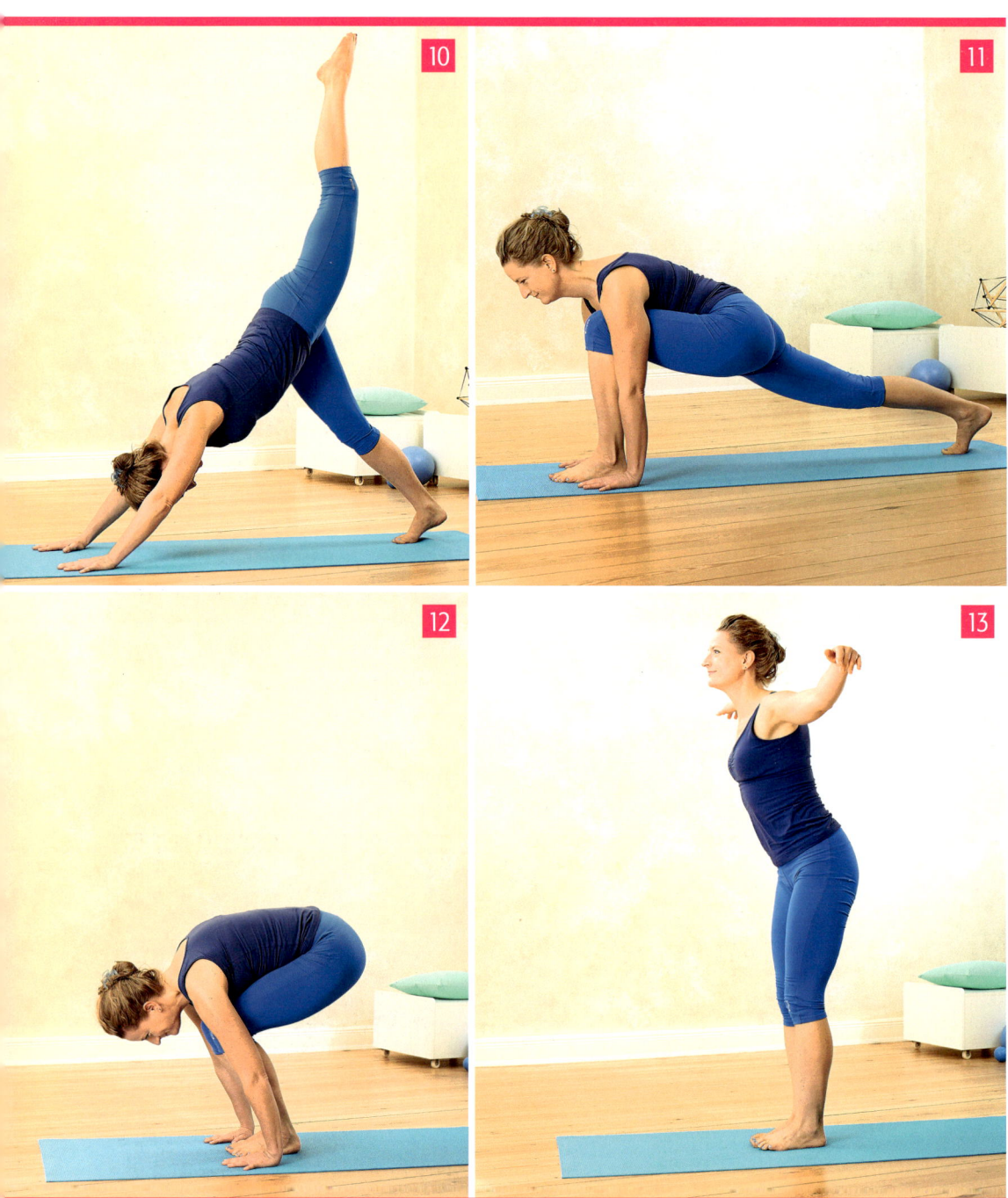

## Übung Bezaubernde Jeannie

Stellen Sie sich aufrecht hin. Legen Sie Ihre Unterarme aufeinander. Der linke Unterarm liegt auf dem rechten Unterarm, die linke Hand umfasst den rechten Ellenbogen.

a) **1** Halten Sie einen Gegendruck zwischen den Unterarmen und zeichnen Sie fließend eine liegende Acht mit den Armen nach, Ihre Ellenbogen führen.
b) Während die Bewegung nach rechts unten kreist, üben Sie Zugdruck mit der linken Hand auf den rechten Ellenbogen aus.
c) Geht die Bewegung nach rechts unten, drückt der rechte Handrücken kraftvoll von unten gegen den linken Ellenbogen.
d) Verstärken Sie die Dehnung, indem Sie das jeweilige Schulterblatt nach außen drücken.
e) Atmen Sie in die Dehnung. Lösen Sie nach einiger Zeit die Spannung und wechseln Sie die Seite.

### Wirkung
- lösendes Dehnen
- verlängerndes Dehnen

## Übung Fuß-Dehnung

Setzen Sie sich mit aufgerichtetem Oberkörper in den Fersensitz, die Fersen berühren sich dabei und werden vom Gesäß »umschlossen«.

a) **2** Halten Sie die Füße parallel und stellen Sie die Zehen auf. Durch das eigene Körpergewicht ergibt sich dadurch ein Druck auf die Füße und eine Dehnspannung auf den Fußunterseiten entsteht. Atmen Sie gleichmäßig in die Dehnung und lösen Sie nach und nach die Spannung im Körper.
b) Klappen Sie die Zehen nun nach hinten, sodass der Spann auf dem Boden aufliegt. Es entsteht eine Dehnspannung auf den Fußoberseiten. Atmen Sie gleichmäßig in die Dehnung und lösen Sie nach und nach die Spannung im Körper.
c) Abschließend entlasten Sie die Füße wieder.

### Wirkung
- lösendes Dehnen
- verlängerndes Dehnen
- ordnendes Dehnen
- funktionelles Dehnen

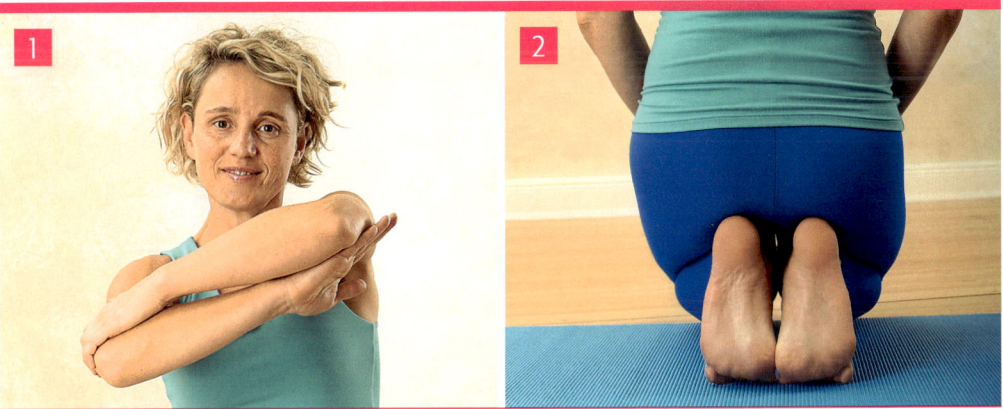

## Übung Partnerdehnung

a) **1** Stellen Sie sich nebeneinander. Schließen Sie weitestgehend Ihre Füße. Halten Sie sich an den Händen. So entsteht bereits eine seitliche Dehnung. Lehnen Sie sich nun jeweils nach außen in diese Flankendehnung, um diese zu verstärken. Atmen Sie entspannt weiter. Kommen Sie nach einiger Zeit aus der Position heraus und wechseln Sie die Seite.

b) **2** Bei dieser zweiten Dehnung bietet es sich an, dass ein Partner kräftiger ist als der andere. Stellen Sie sich hintereinander, wobei der kräftigere Partner hinten steht. Der hintere Partner geht in einen stabilen Stand, wobei der vordere Fuß zwischen die Füße des Partners gestellt wird. Er greift dem vorderen Partner unter den Achseln hindurch, um ihn an seinen Schultern festzuhalten. Der vordere Partner lehnt sich jetzt nach vorne, sodass eine Dehnung in der Vorderseite des Körpers entsteht. Der hintere Partner lehnt sich zurück, um die Position besser halten zu können.

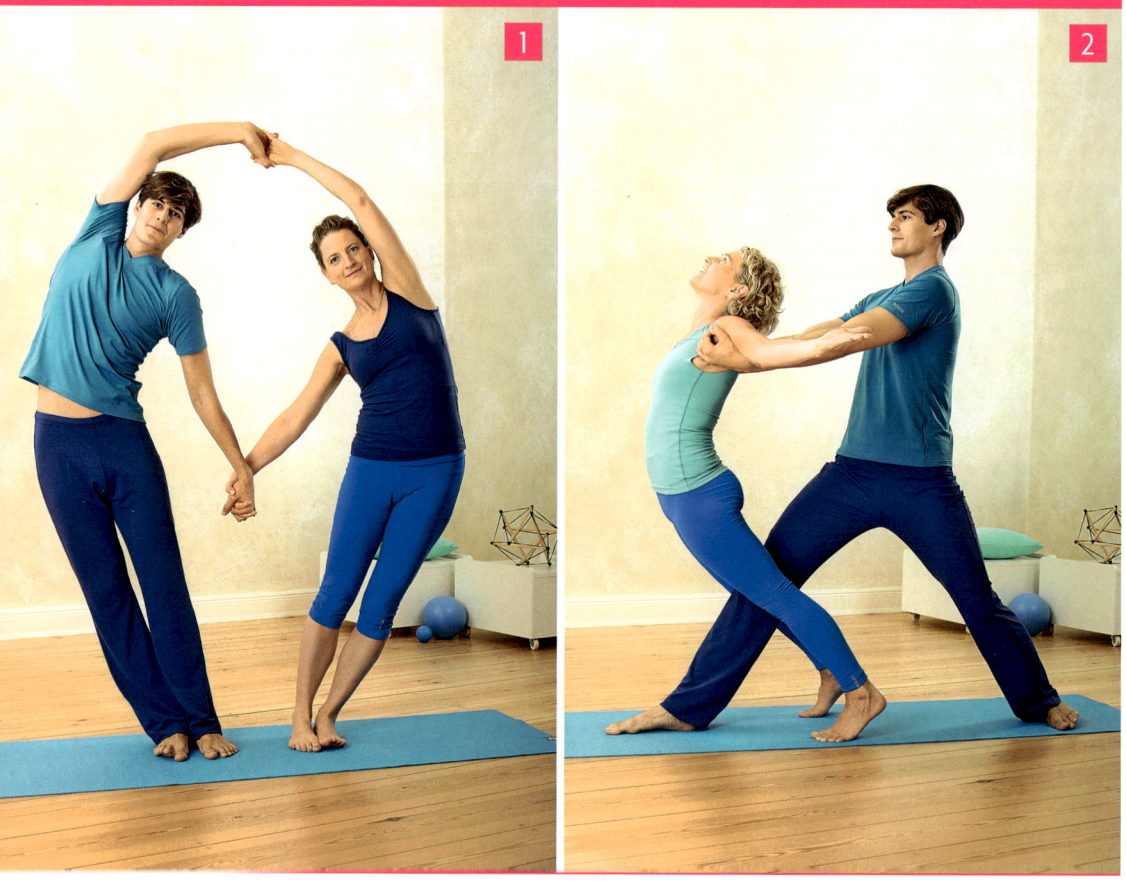

**Variante:** Um die Dehnung der Körpervorderseite noch zu erweitern, kann sich der vordere Partner auf seine Fußvorderseite (Spann) stellen.

c) **3** Stellen Sie sich mit gewissem Abstand gegenüber hüftbreit parallel hin. Umfassen Sie gegenseitig Ihre Arme. Beugen Sie sich beide so weit nach vorn, wie es Ihre rückwärtige Beinmuskulatur zulässt. Atmen Sie tief ein und aus. Lehnen Sie sich mit dem Gesäß zurück, um die Dehnung noch zu verstärken. Nun zieht jeweils ein Partner mit dem linken und ein Partner mit dem rechten Sitzbeinhöcker weiter nach hinten, sodass eine lange Dehnkette entsteht. Wechseln Sie die Seiten. Räkeln Sie sich einige Zeit langsam und intensiv, bevor Sie sich wieder voneinander lösen.

### Wirkung

- lösendes Dehnen
- verlängerndes Dehnen
- ordnendes Dehnen
- funktionelles Dehnen

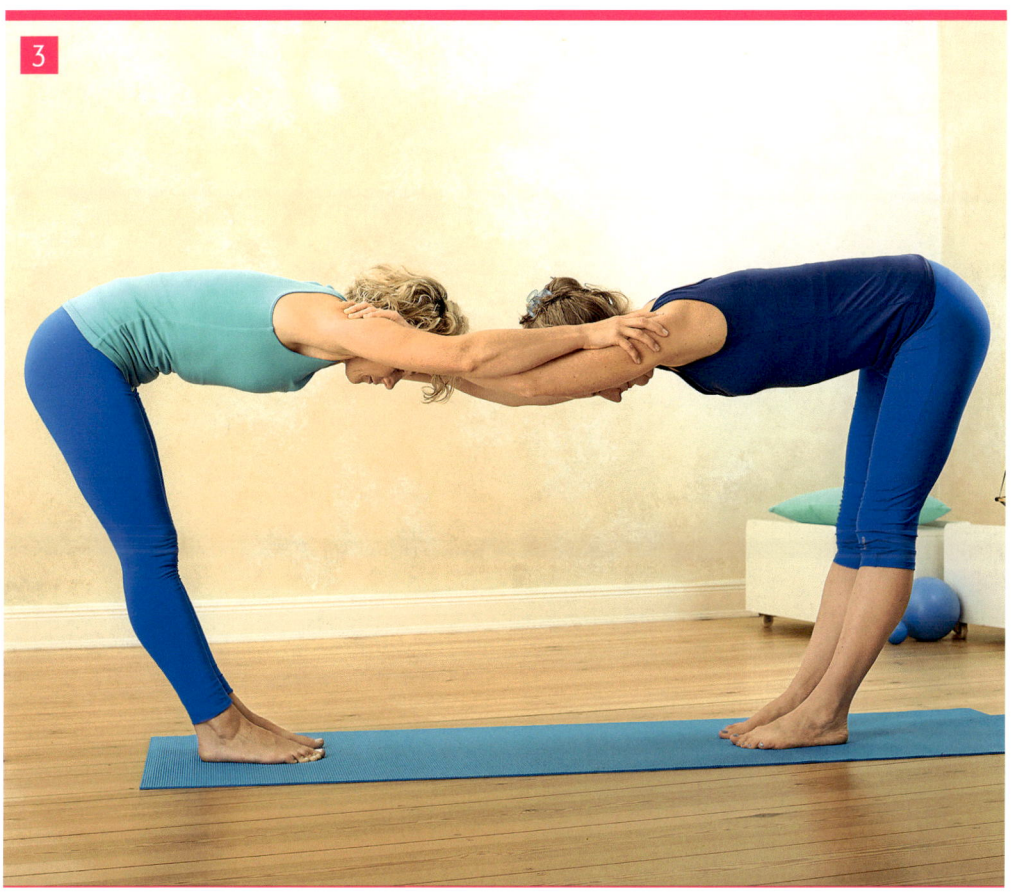

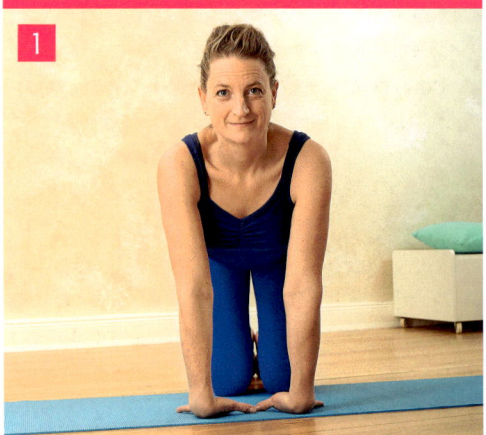

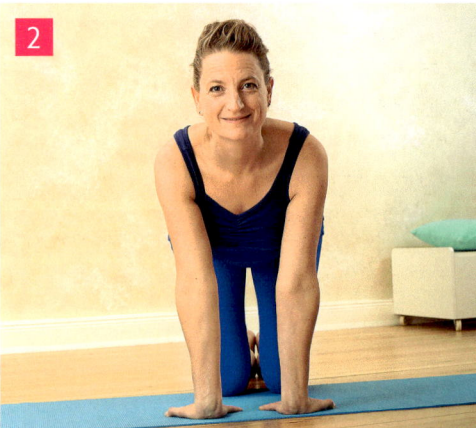

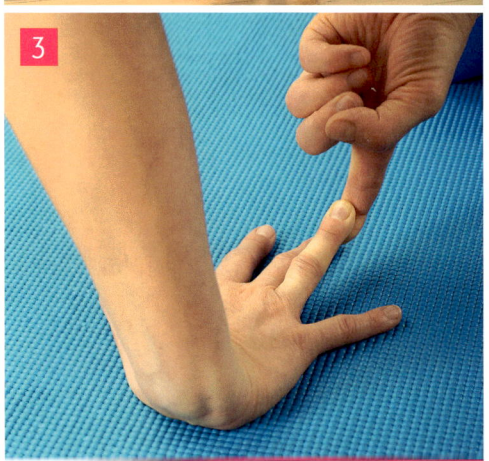

## Übung Gorillastand

Setzen Sie sich in den Fersensitz.

a) **1** Beugen Sie Ihren Oberkörper vor und stützen Sie sich mit langen Armen vor dem Körper auf Ihren Handrücken ab. Die Finger zeigen zum Körper. Bringen Sie nun langsam Ihr Körpergewicht immer weiter zurück. Spüren Sie die steigende Dehnung auf den Armoberseiten und den Handrücken. Atmen Sie tief ein und aus. Halten Sie die Dehnung für ca. 30 Sekunden. Lösen Sie die Spannung und kommen Sie in die Ausgangsposition zurück.

b) **2** Beugen Sie Ihren Oberkörper erneut vor und stützen Sie sich nun mit langen Armen vor dem Körper auf Ihren Handflächen ab. Die Finger zeigen zum Körper. Bringen Sie nun langsam Ihr Körpergewicht immer weiter zurück. Spüren Sie die steigende Dehnung auf den Armunterseiten und den Handflächen. Atmen Sie tief ein und aus. Halten Sie die Dehnung für ca. 30 Sekunden. Lösen Sie die Spannung und kommen Sie in die Ausgangsposition zurück.

### Wirkung

- lösendes Dehnen
- verlängerndes Dehnen
- ordnendes Dehnen
- funktionelles Dehnen

**TIPP** **3** Lösen Sie eine Hand, um damit nacheinander die Finger der anderen Hand vom Boden abzuheben und wieder zurückschnellen zu lassen.

## Übung Drehstreckung

**4** Machen Sie mit dem linken Fuß einen Ausfall-schritt nach vorn. Legen Sie Ihr rechts Knie auf dem Boden ab und setzen Sie Ihre Hände links und rechts vom vorderen Fuß auf den Boden.

a) Die rechte Hand und der linke Fuß stehen schulterbreit auseinander.

b) Heben Sie nun Ihr rechtes Knie von der Erde ab. Wenn Sie Schwierigkeiten mit dem Halten der nachfolgenden Positionen be-kommen, setzen Sie das Knie wieder ab.

c) **5** Übernehmen Sie jetzt mit Ihrer rechten Hand und Ihrem linken Fuß die Stabilisation und strecken Sie Ihren linken Arm zur Decke. Schauen Sie Ihrer Hand nach und atmen Sie in diese Dehnung. Kommen Sie mit Ihrer linken Hand zurück neben Ihren linken Fuß.

d) Stellen Sie nun Ihre rechte Hand direkt neben die Innenseite des linken Fußes oder, noch verstärkender, auf dessen Außenseite. Stabilisieren Sie sich wieder und strecken Sie Ihren linken Arm nochmals zur Decke. Schauen Sie Ihrer Hand nach und atmen Sie in diese Dehnung. Kommen Sie mit Ihren Händen zurück in die Ausgangsposition.

e) Stellen Sie Ihre Füße zusammen und richten Sie sich auf. Spüren Sie einen Moment nach und wechseln Sie dann die Seite.

### Wirkung

- propriozeptives Dehnen
- lösendes Dehnen
- verlängerndes Dehnen
- ordnendes Dehnen
- funktionelles Dehnen

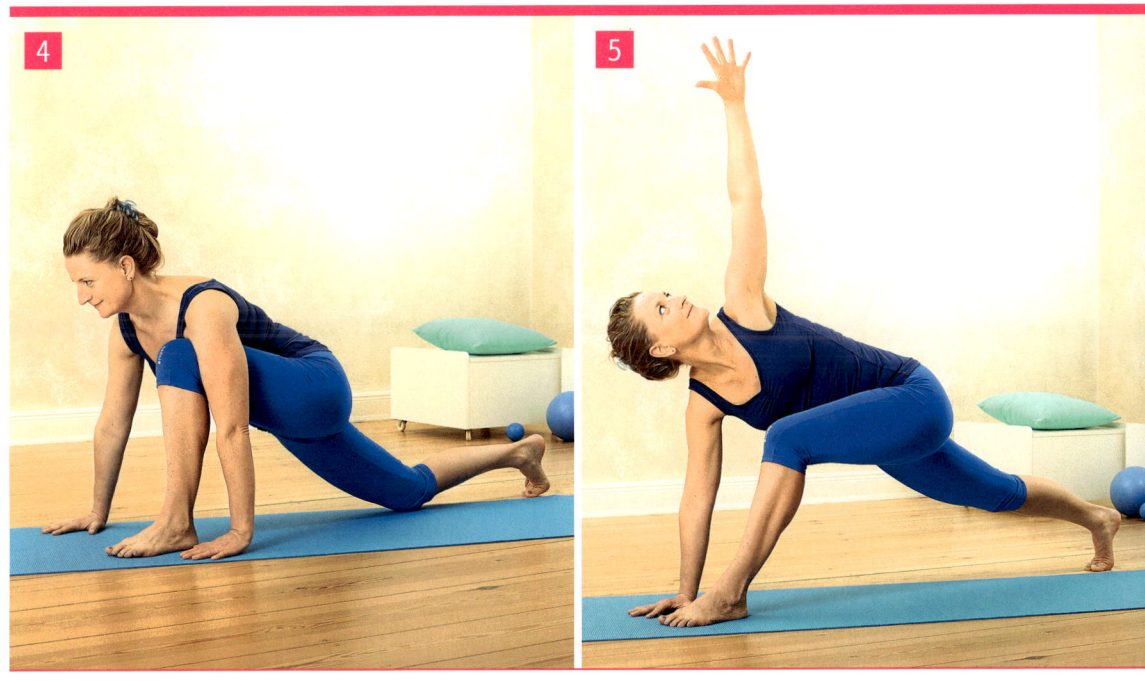

## Übung Rückenlinie strecken

1 Stellen Sie sich hinter einen Stuhl und legen Sie Ihre Hände auf die Stuhllehne. Treten Sie einen Schritt zurück, während sich Ihr Oberkörper nach unten absenkt. Lassen Sie Ihr Brustbein Richtung Boden sinken.

a) Konzentrieren Sie sich auf Ihren Rumpf und ziehen Sie den linken Sitzbeinhöcker in Richtung der hinteren linken Raumecke. Halten Sie diese Zugrichtung und ziehen Sie die rechte Schulter in Richtung der vorderen rechten Raumecke. Halten Sie diese Zugspannung und atmen Sie gleichmäßig in die Dehnung hinein.

b) Wechseln Sie die Seiten, indem nun der rechte Sitzbeinhöcker in die hintere rechte Raumecke und die linke Schulter in die vordere linke Raumecke ziehen.

c) Verstärken Sie die Dehnpositionen, indem Sie zusätzlich die jeweilige Hand zur vorgezogenen Schulter über die Stuhlkante strecken und die Finger spreizen.

d) Spielen Sie jetzt genüsslich zwischen diesen beiden Spannungsendpunkten und räkeln Sie dabei den Rücken und danach den ganzen Körper in dieser Aufspannung.

e) Alle Körperteile bewegen sich klein und fein in alle Richtungen.

f) Lösen Sie sich aus der Dehnhaltung, richten Sie sich auf, lockern Sie Ihren Körper und spüren Sie nach.

### Wirkung

- propriozeptives Dehnen
- lösendes Dehnen
- verlängerndes Dehnen
- ordnendes Dehnen
- funktionelles Dehnen
- Schmelz-Dehnung

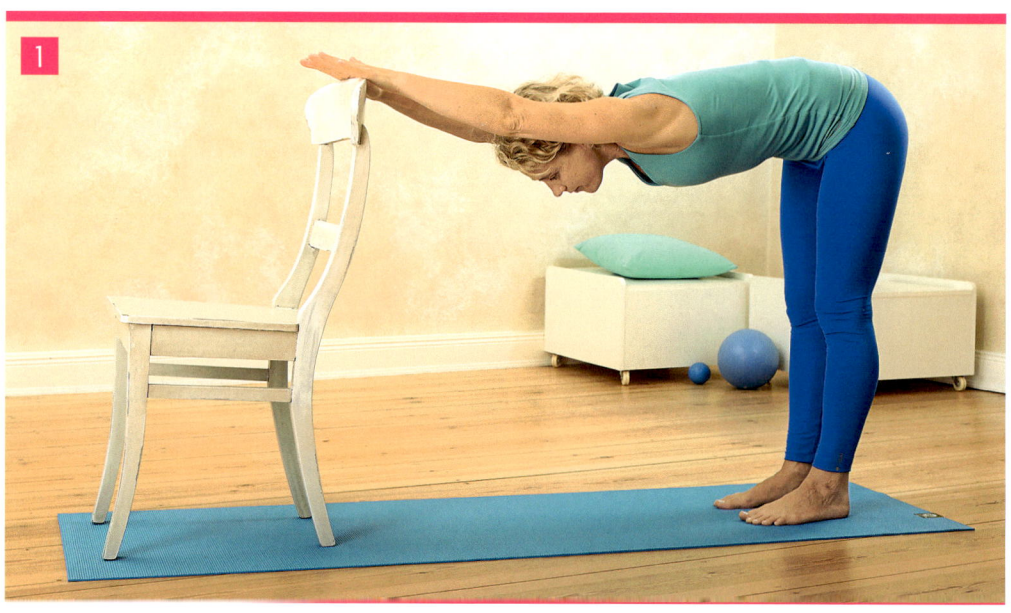

## Übung Knieheber

Kommen Sie in den Fersensitz. Greifen Sie mit Ihren Händen von vorn unter Ihre Knie.

a) **2** Ziehen Sie mit Ihrer linken Hand das linke Knie vom Boden hoch, während der Fuß weiter Bodenkontakt behält, und lehnen Sie sich dabei etwas zurück. Nehmen Sie die Dehnung in der Vorderseite Ihres Beines wahr. Atmen Sie in die Dehnung.
b) **3** Legen Sie nach einiger Zeit das Knie ab und wechseln Sie die Seite.

c) Verbinden Sie dann beide Seiten zu einer harmonischen Abfolge.
d) Abschließend stehen Sie wieder auf und lockern den Körper.

### Wirkung
- propriozeptives Dehnen
- lösendes Dehnen
- verlängerndes Dehnen
- ordnendes Dehnen
- funktionelles Dehnen
- Schmelz-Dehnung

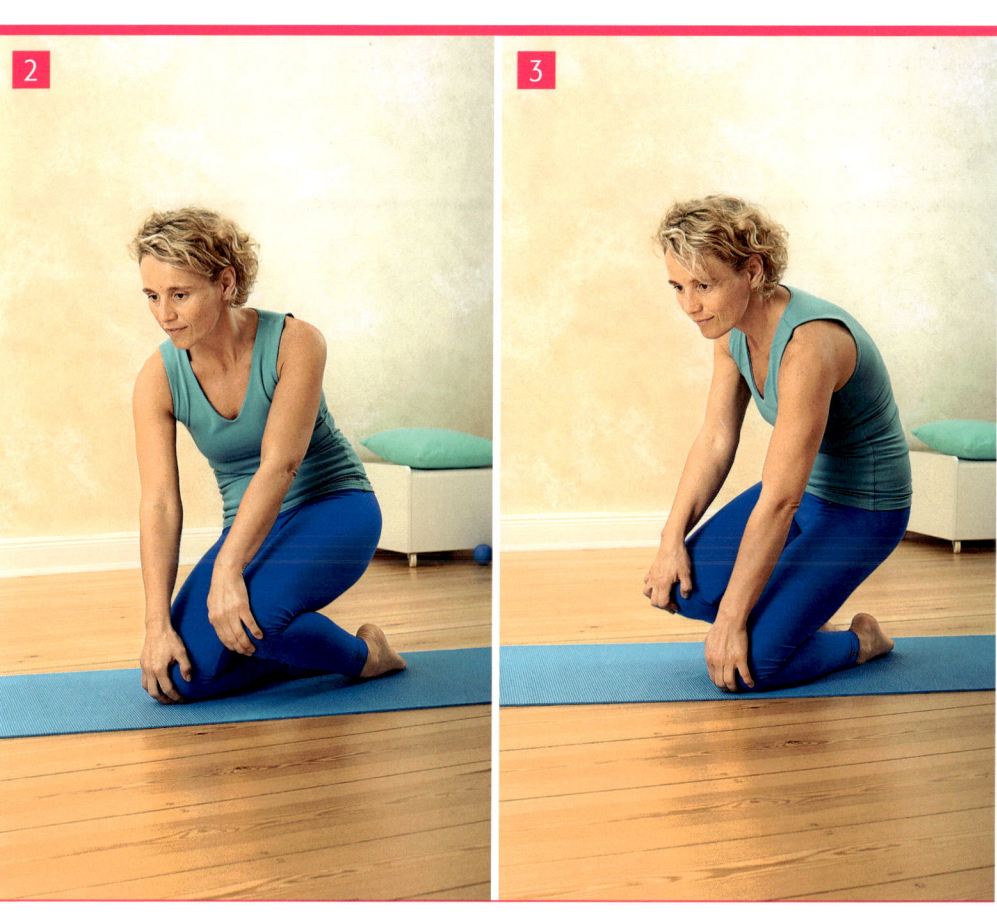

# 3. Strategie: Funktionelle Beweglichkeit

## Das bewirkt die Strategie

Letztlich sorgt ein natürliches Fließgleichgewicht zwischen den Faszien von Muskeln, Knochen, Bändern, Sehnen und Organen für eine alltagstaugliche Funktionalität des Körpers. Es geht darum, die Freiheit zu haben, sich so bewegen zu können, wie man gerade möchte, z. B. bei allen Tätigkeiten im Haushalt, bei allen gewünschten Sportarten und bei unerwarteten Herausforderungen des Lebens.

## So wird es gemacht

Diese Bewegungsmuster eignen sich besonders gut:
- schwingende Vor-Rück-Bewegung
- kreisende Bewegungen
- fließende Bewegungen

Finden Sie einen Ausgangs- und einen Endpunkt einer Bewegung. Gleiten Sie nun von einem dieser Punkte zum anderen. Achten Sie darauf, an welchen Stellen die Bewegung ins Stocken gerät und seien Sie dort besonders aufmerksam für ein Gefühl der Gleitfähigkeit. Visualisieren Sie, wie die Grundsubstanz zwischen den angrenzenden Faszien immer flüssiger und die Bewegung dadurch immer eleganter wird. Es entsteht ein in sich schwingender Tanz. Finden Sie nun innerhalb der jeweiligen

Übung Variationen, sodass die faszialen Gewebe auch in andere, für Sie vielleicht ungewohnte Richtungen ihr Fließgleichgewicht verbessern.

## Dies sollte beachtet werden

Seien Sie kreativ! Faszien lieben ungewöhnliche Bewegungen, um in ihren gewohnten Bewegungen frei und flexibel bleiben zu können. Hören Sie auf Ihre Intuition – wenn Ihr Körper Ihnen signalisiert, dass eine bestimmte Bewegung oder Bewegungsrichtung für Ihren Körper (evtl. noch) nicht ohne Überforderung möglich ist, dann probieren Sie etwas anderes aus! Denken Sie an Ihre Atmung!

### Vorübung Twisten
Stellen Sie sich locker hin.

a) 1 Legen Sie Twist-Musik auf oder singen Sie selbst und tanzen Sie mit Ihrem ganzen Körper zum Takt!
b) Beziehen Sie bewusst die Hüfte mit ein und lassen Sie Ihr Becken die Bewegung führen.

TIPP Wenn Ihnen Twist nicht zusagt, machen Sie einfach andere flotte Musik an, bei der sich Ihr Körper automatisch bewegen will und tanzen Sie los!

**Wirkung**

Aufwärmung der Grundsubstanz
aktiviert den gesamten Körper

**Alltagstipps**

1. Tanzen Sie öfter durch Ihre Wohnung.
2. Tänzeln Sie Treppen hinauf oder hinunter.

3. **2** Wenn Sie eine Tasche mit sich tragen, betrachten Sie sie als Verlängerung Ihres Körpers und beziehen Sie sie in Ihre Bewegung mit ein. Lassen Sie dabei mal die Handfläche nach vorn zeigen, mal den Handrücken. Frei nach dem Motto »die Handtasche lebt«.

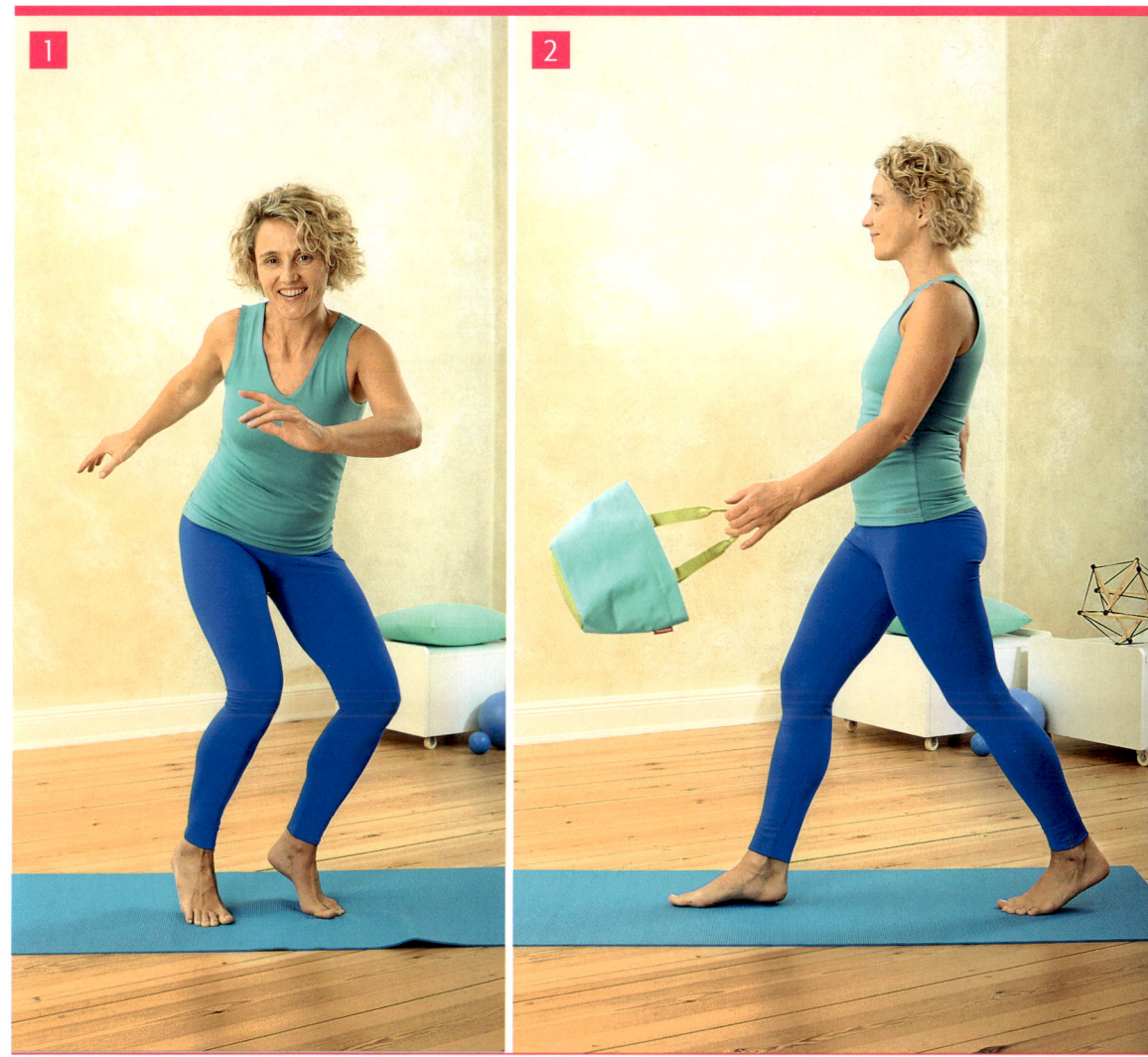

## Übung Atemzyklus

**1** Stellen Sie sich aufrecht hin, legen Sie die Fingerspitzen vor dem Brustbein aneinander und konzentrieren Sie sich auf Ihren Atemfluss.

a) **2** Einatmend zeichnen Sie mit den Armen einen großen Kreis nach oben.

b) **3** Ausatmend kreisen Sie wieder zurück.

c) **4** Einatmend öffnen Sie Ihre Arme nach hinten, die Daumen führen.

d) **5** Ausatmend drehen Sie die Handrücken nach vorn und führen diese wieder vor dem Körper zusammen.

e) Verbinden Sie diese vier Schritte harmonisch und fließend miteinander.

f) Integrieren Sie den ganzen Körper in diese Armbewegungen: Strecken Sie sich hoch, beugen Sie sich vor, öffnen Sie Ihren Brustkorb und runden Sie Ihren Rücken.

g) Gehen Sie mit jedem Atemzug intensiver in die Bewegung und vergrößern Sie den Radius.

### Wirkung

- unterstützt die Atemmuskulatur
- aktiviert die faszialen Armlinien
- erweitert die Faszienhüllen des Rumpfes und der Lunge
- macht die einzelnen Faszienschichten zueinander gleitfähiger

TIPP **6** Variieren Sie, indem Sie die Arme mit der Einatmung zum Beispiel diagonal öffnen oder den Oberkörper mit zur Seite drehen usw. Verändern Sie auch die Länge der Atemzüge.

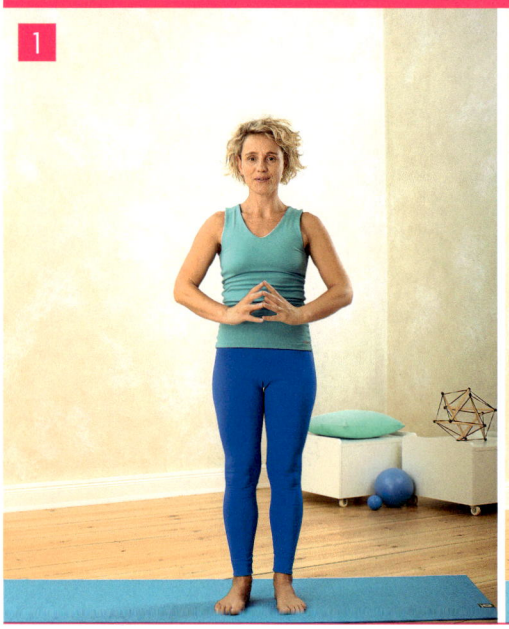

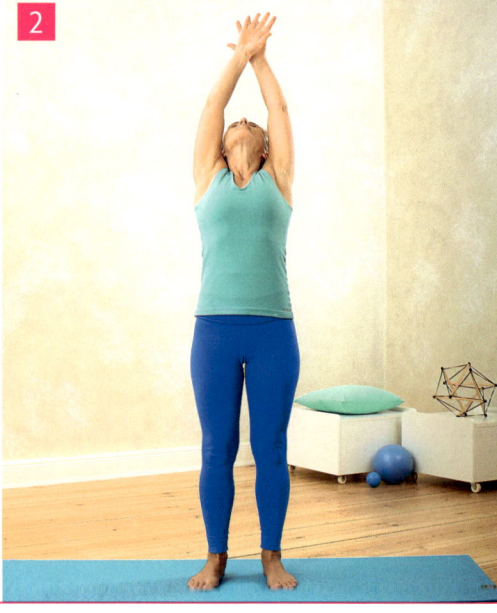

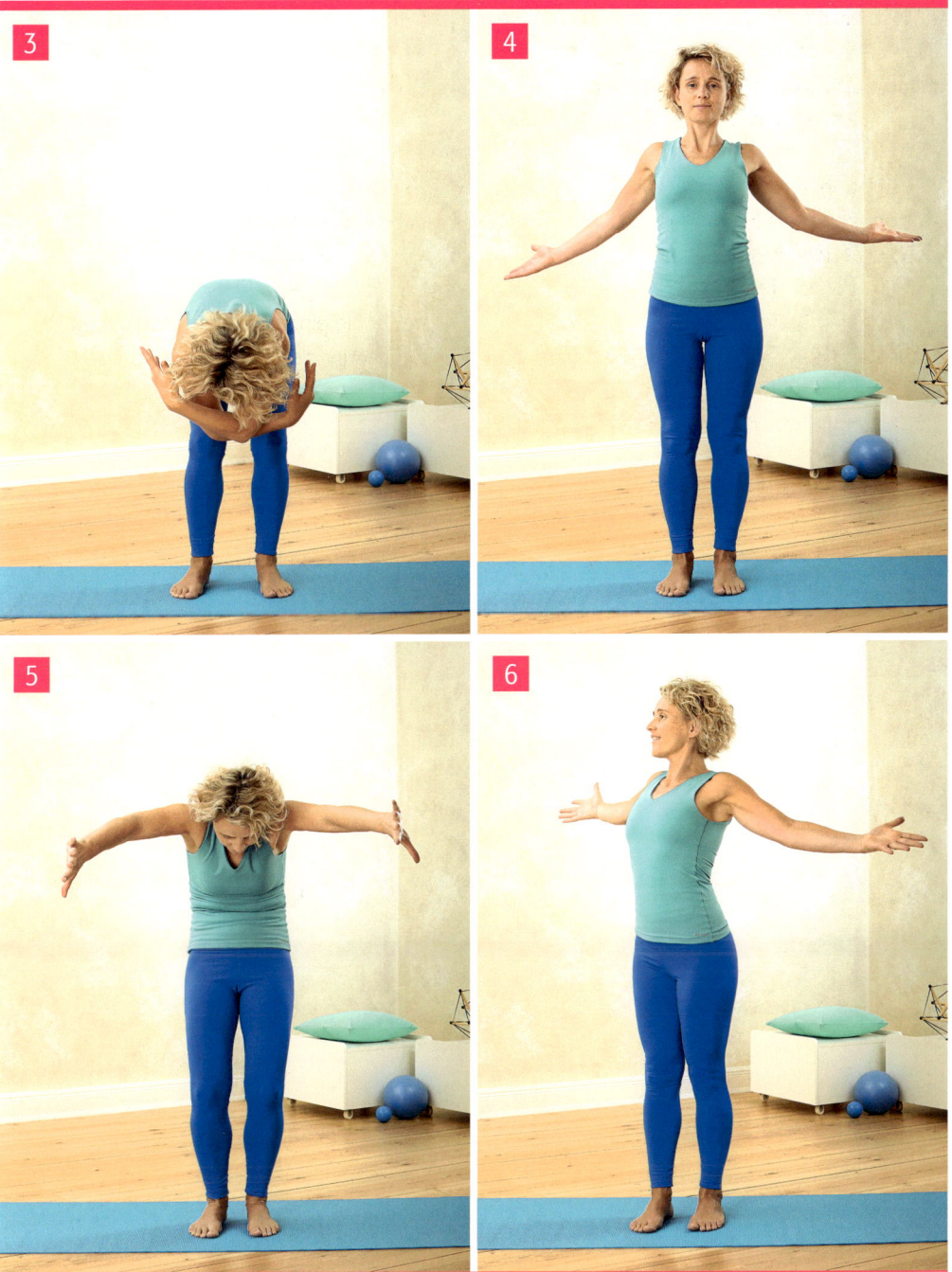

## Übung Yogastep

Stellen Sie sich aufrecht hin. Machen Sie folgende fließende Bewegungsabfolge:

a) **1–2** Gehen Sie mit dem rechten Fuß erst einen Schritt vor und dann einen zurück, wieder vor, wieder zurück usw. Zeitgleich kreisen Sie mit großem Radius den rechten Arm neben dem Körper. Stimmen Sie beide Bewegungen so aufeinander ab, dass Arm und Fuß zur gleichen Zeit vorn bzw. hinten sind. Lassen Sie den Körper mit in die Bewegung gehen. Werden Sie immer größer in der Bewegung.

b) Nach einigen Wiederholungen machen Sie die Bewegungen ebenfalls einige Male mit dem linken Fuß und Arm.

c) Wechseln Sie nun wieder auf die rechte Seite. Diesmal koordinieren Sie die Übung so, dass der Arm nach hinten kreist, während der Fuß nach vorne geht.

d) Führen Sie die Bewegung im Anschluss auch auf der linken Seite in dieser Form aus.

e) Abschließend schwingen Sie sich langsam aus und lockern Sie dann den ganzen Körper.

**TIPP** Machen Sie sich schöne, gleichmäßig rhythmische Musik dazu an und führen Sie die Bewegungen im Einklang dazu aus.

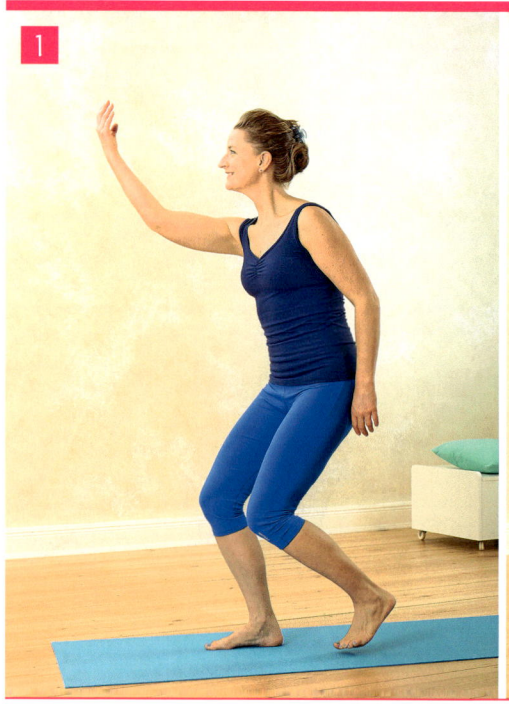
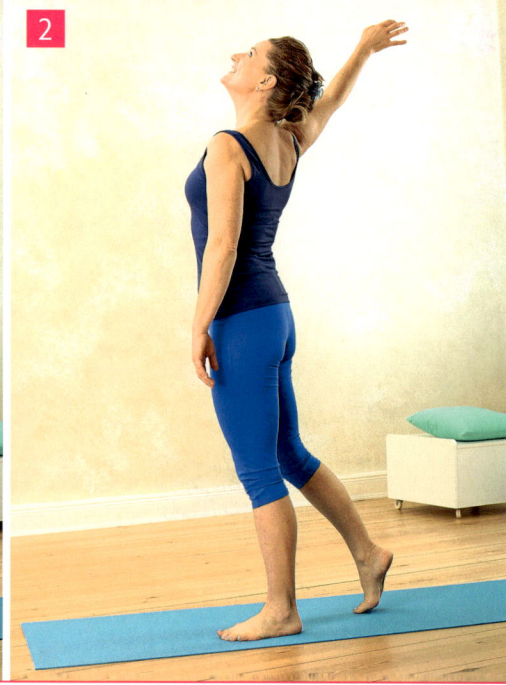

### Wirkung
- Aufwärmung der Grundsubstanz
- aktiviert den gesamten Körper
- aktiviert die faszialen Armlinien
- erweitert die Faszienhüllen des Rumpfes und der Lunge
- macht die einzelnen Faszienschichten zueinander gleitfähiger

## Übung Rückenenergie
Stellen Sie sich aufgerichtet hin. Stabilisieren Sie Ihre Synergetische Einheit, heben Sie Ihr Brustbein und führen Sie Ihre Hände hinter den Körper. Die Schultern ziehen von den Ohren weg und bleiben auch während der Übung in dieser Haltung. Atmen Sie gleichmäßig weiter.

a) 3 Bleiben Sie aufrecht, ballen Sie Ihre Hände zu Fäusten und bewegen Sie sie erst langsam, dann nach und nach immer schneller aneinander vorbei auf und ab.
b) 4 Beugen Sie den Rücken etwas vor und wiederholen Sie die Auf- und Abbewegung der Hände in dieser Position.

**Variante:** Machen Sie mit den Händen eine Drehbewegung umeinander. Wechseln Sie dann die Drehrichtung.

### Wirkung
- aktiviert Muskelketten
- macht die einzelnen Faszienschichten zueinander gleitfähiger
- erweitert die Faszienhüllen des Rumpfes

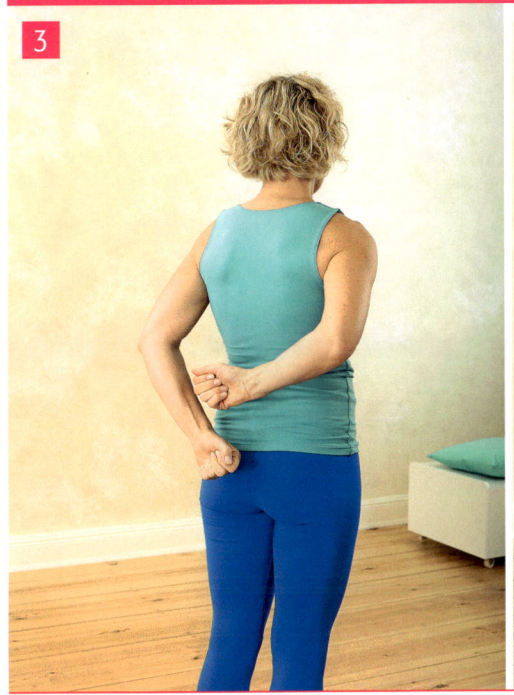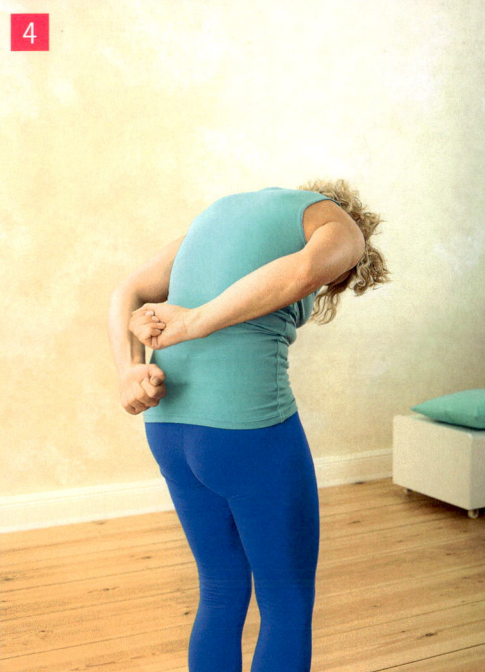

## Übung Ball jonglieren

**1** Stellen Sie sich aufrecht hin. Legen Sie sich einen Tennisball o. Ä. auf die rechte Handfläche und halten Sie sie auf Nabelhöhe. Lösen Sie die Finger vom Ball, sodass er herunterfallen würde, wenn Sie Ihre Handfläche nach unten drehen würden. Stabilisieren Sie Ihre Synergetische Einheit.

a) **2–4** Den Ball balancierend bewegen Sie Ihre Hand und Ihren Arm nun in einem Bogen vor Ihrem Körper schräg hoch, bis sich der Arm gestreckt hinter dem Körper befindet. Ihr Körper streckt sich aktiv mit der Armbewegung.

b) **5** Führen Sie die Bewegung zurück, bis Hand und Ball sich vor dem Körper auf Nabelhöhe befinden.

c) **6** Den Ball balancierend drehen Sie Ihre Hand ein, bis sich die Hand neben Ihrem Körper befindet und die Finger nach links zeigen. Ihr Körper bleibt aufgerichtet. Führen Sie die Bewegung genauso wieder zurück.

d) Kombinieren Sie beide Bewegungen fließend zu einem harmonischen Bewegungsablauf.

e) Wiederholen Sie die Übung einige Male und wechseln Sie dann die Seite.

### Wirkung

- aktiviert Muskelketten
- erweitert die Faszienhüllen des Rumpfes und der Lunge
- macht die einzelnen Faszienschichten zueinander gleitfähiger
- steuert die Synergetische Einheit an

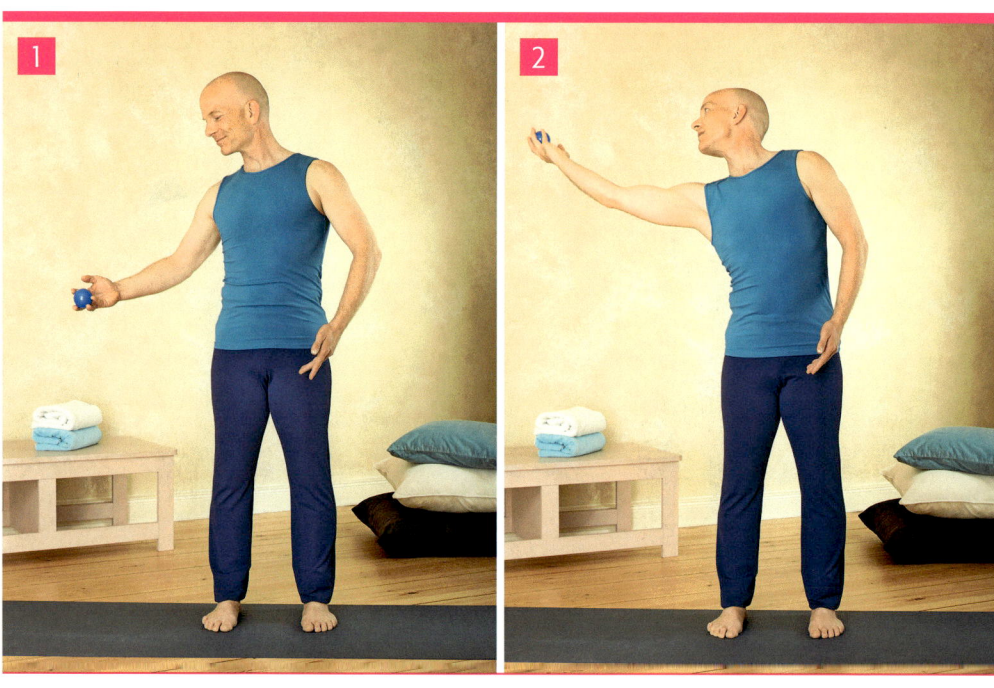

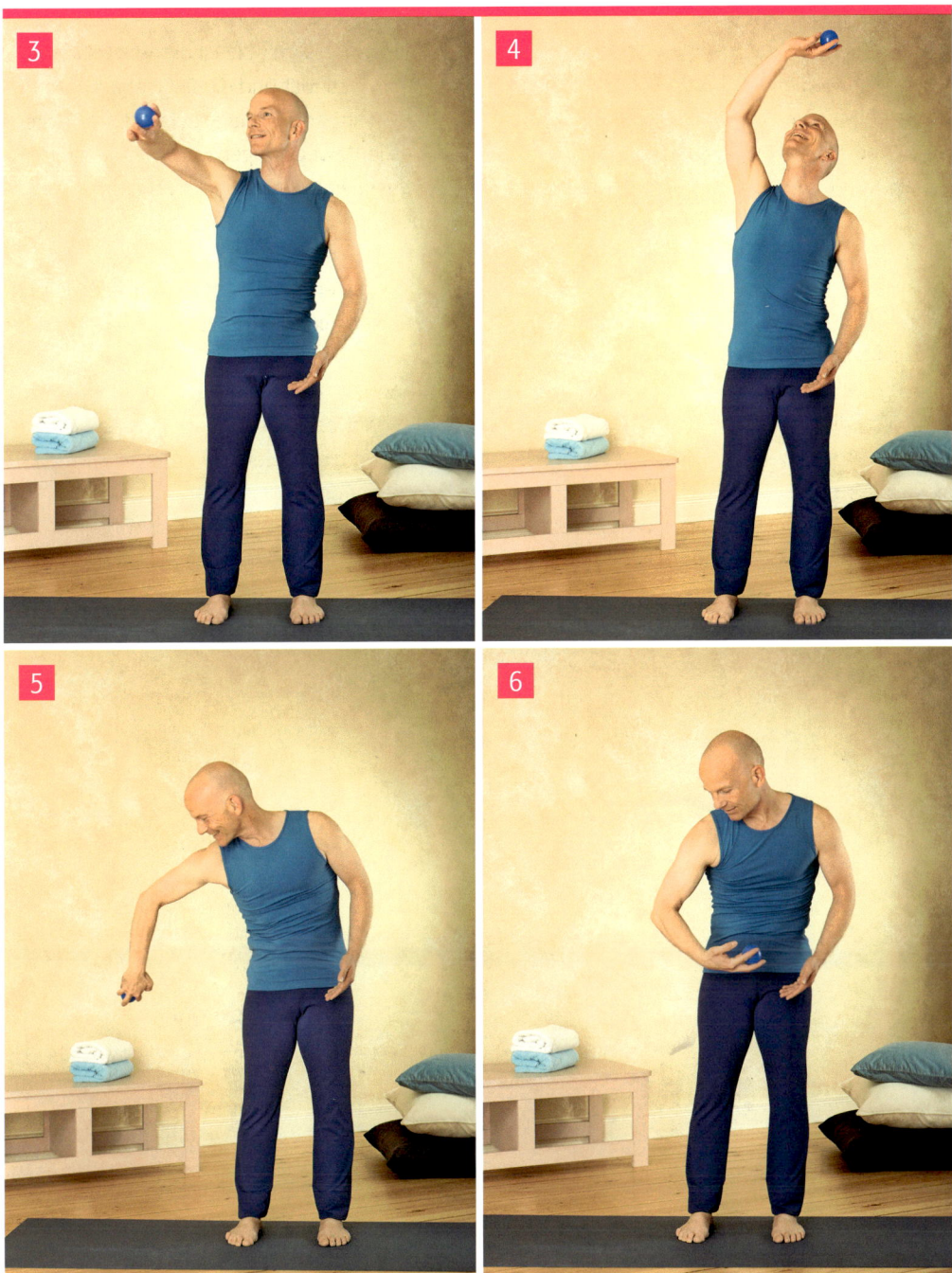

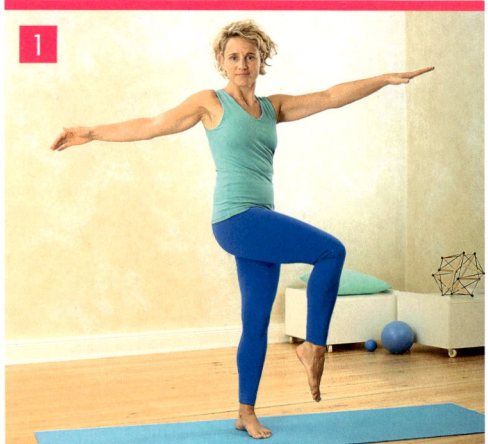

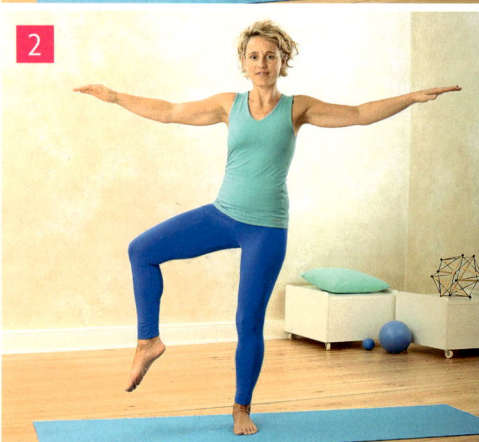

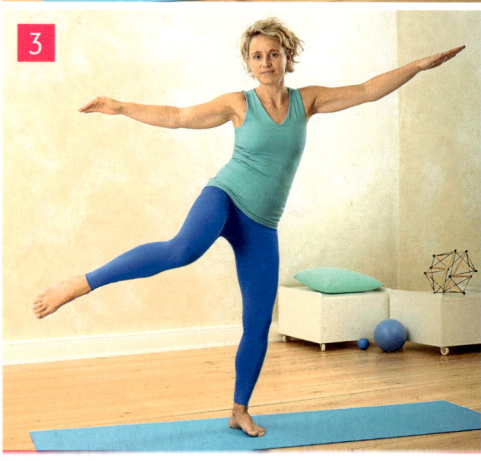

## Übung Knie-Flow

Stellen Sie sich aufrecht hin und strecken Sie die Arme zur Seite. Verlagern Sie Ihr Gewicht auf die linke Seite und halten Sie eine innere Stabilität.

a) **1–3** Winkeln Sie das rechte Bein hoch und zeichnen Sie mit dem Knie eine liegende Acht in der Luft nach. Atmen Sie ruhig ein und aus und wiederholen Sie die Beinbewegung fließend.

b) Machen Sie dann eine Pause und wechseln Sie die Beinseite.

### Wirkung

- aktiviert Muskelketten
- macht die einzelnen Faszienschichten zueinander gleitfähiger
- steuert die Synergetische Einheit an

## Übung Pendel

Nehmen Sie ein elastisches Gymnastikband (z. B. Theraband) und legen Sie es doppelt zur Schlaufe. Stellen Sie sich mit dem rechten Fuß auf das Schlaufenende und halten Sie beide Enden mit der rechten Hand fest.

a) **4** Stabilisieren Sie die Synergetische Einheit und neigen Sie den Oberkörper über die Taille nach rechts. Greifen Sie in dieser Position das Band so kurz, dass es bereits unter Spannung steht.

b) **5** Jetzt richten Sie den Oberkörper wieder auf und neigen ihn über die Taille zur linken Seite. Lassen Sie das Band ausschließlich über diese Pendelbewegung auseinanderziehen. Weder Arm noch Schulter machen eine Ziehbewegung.

c) Pendeln Sie nun ruhig und gleichmäßig von Seite zu Seite.

d) Nach einer Weile wechseln Sie das Band auf die linke Seite und machen die Übung genauso häufig.

**Wirkung**

- aktiviert Muskelketten
- unterstützt die Atemmuskulatur
- trainiert die Synergetische Einheit
- erweitert die Faszienhüllen des Rumpfes und der Lunge

**Variante:** Kreuzen Sie die Beine voreinander, sodass nun der linke Fuß auf der rechten Seite steht und das Theraband fixiert, während die rechte Hand die Bandenden umgreift.

**TIPP** Atmen Sie tief in die Lungenflügel, wenn Sie sich zur Seite neigen, und atmen Sie aus, wenn Sie sich aufrichten. Das dehnt die Rippenbögen besonders gut auf und zieht sie kraftvoll zusammen.

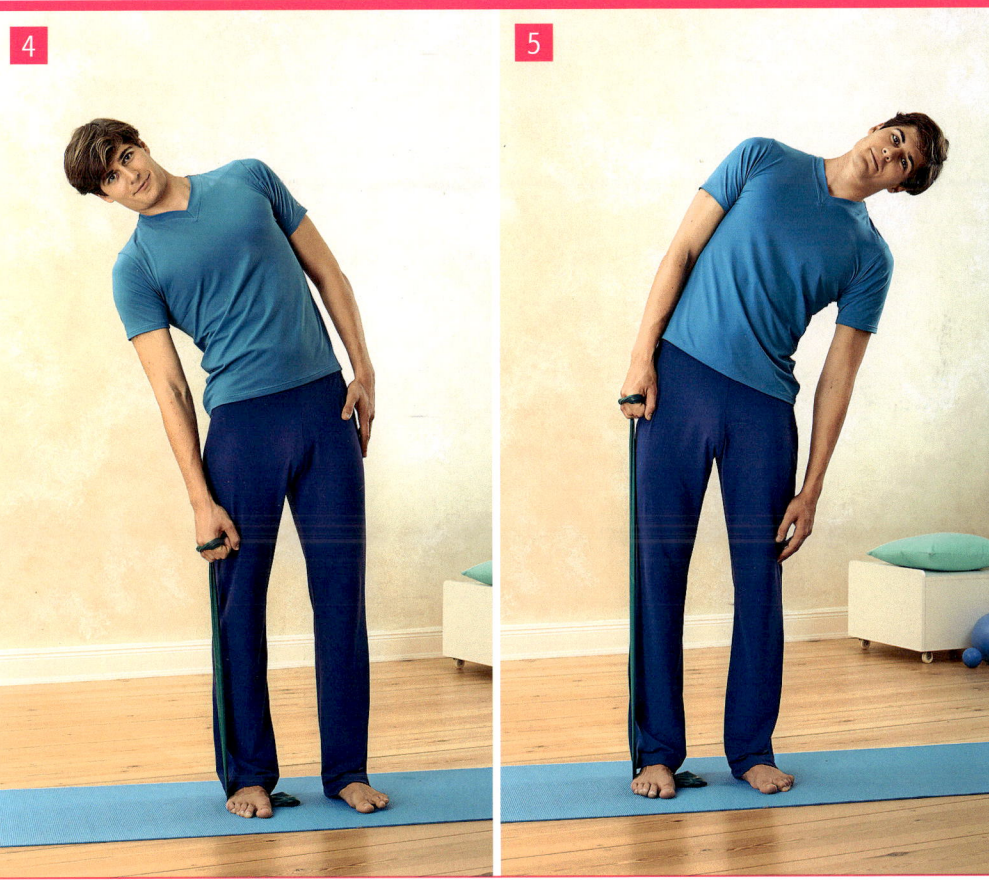

## Übung Bogen spannen

Nehmen Sie ein elastisches Gymnastikband
(z. B. Theraband). Stellen Sie sich mit den Füßen
auf das eine Ende und halten Sie das andere
Ende mit beiden Händen über dem Kopf fest.
Die Arme sind lang, aber nicht durchgestreckt.

a) **1** Stabilisieren Sie die Synergetische Einheit
und führen Sie das Bandende nach rechts.
Die Arme bleiben lang.
b) Nun führen Sie das Bandende hinter Ihrem
Körper zur linken Seite.
c) **2** Wechseln Sie geschmeidig von Seite zu
Seite. Biegen Sie nach und nach den Körper
immer stärker zur entgegengesetzten Seite.
Sie bilden sozusagen den stabilen Bogen
und das Band die elastische Bogensehne.

d) Nach einigen Seitenwechseln beenden
Sie die Übung und beugen Ihren Körper
auflockernd vornüber.

### Wirkung
- aktiviert Muskelketten
- erweitert die Faszienhüllen des Rumpfes
und der Lunge
- trainiert die Synergetische Einheit

---

**TIPP** Achten Sie darauf, dass Sie
immer eine stabile Körpermitte
halten können und der Körper sich in einer
Aufspannung befindet. Erweitern Sie nun nach
und nach den Bewegungsradius nach hinten.

---

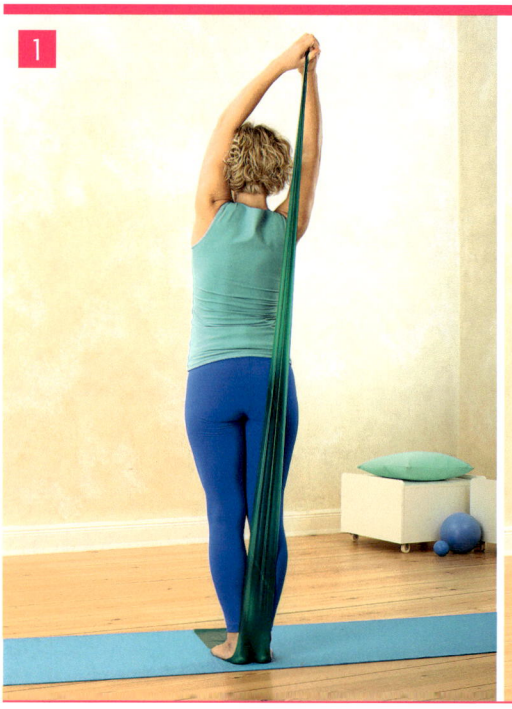
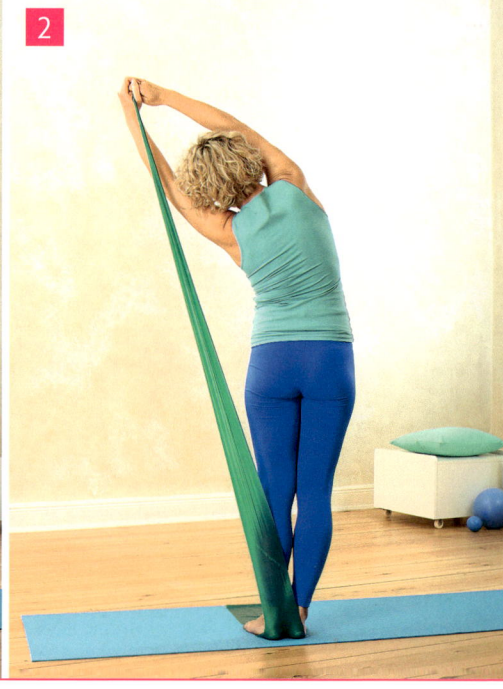

## Übung Schiffschaukel

Stellen Sie sich aufrecht mit geöffneten Beinen hin und halten Sie ein oder zwei gefüllte Wasserflaschen (Kunststoff) mit langen Armen am Flaschenhals fest. Achten Sie darauf, dass Sie immer eine stabile Körpermitte halten können.

a) **3** Schwingen Sie zunächst mit den Armen leicht nach oben und unten. Lassen Sie den Körper mit in die Bewegung gehen. Werden Sie immer größer in der Bewegung.

b) **4** Nutzen Sie nach und nach den ganzen Radius, sodass die Hände von oben hinter dem Kopf bis unten weit unter dem Körper nach hinten in einem Bogen durch die Beine ziehen.

c) Orientieren Sie sich nun an dem Rhythmus einer Schiffschaukel und bleiben Sie einen kurzen Moment in der oberen Endposition, bevor Sie mit viel Schwung in die untere Endposition gelangen, in der Sie wieder bleiben, um dann nach oben zu fliegen usw.

d) Nach einigen rhythmischen Wiederholungen pendeln Sie sich wieder nach und nach in eine kleine Bewegung ein und beenden dann die Übung. Lockern Sie abschließend Ihren Körper.

### Wirkung
- aktiviert Muskelketten
- trainiert die Fähigkeit des faszialen Gewebes Energie aufzunehmen und wieder zu entladen
- trainiert die Synergetische Einheit

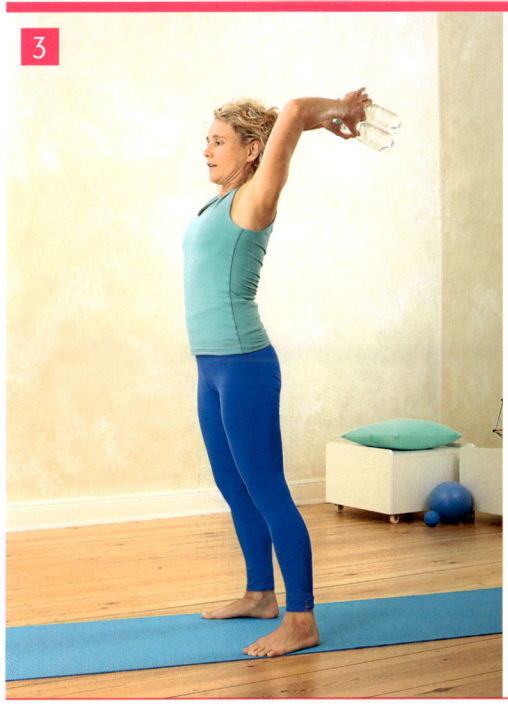
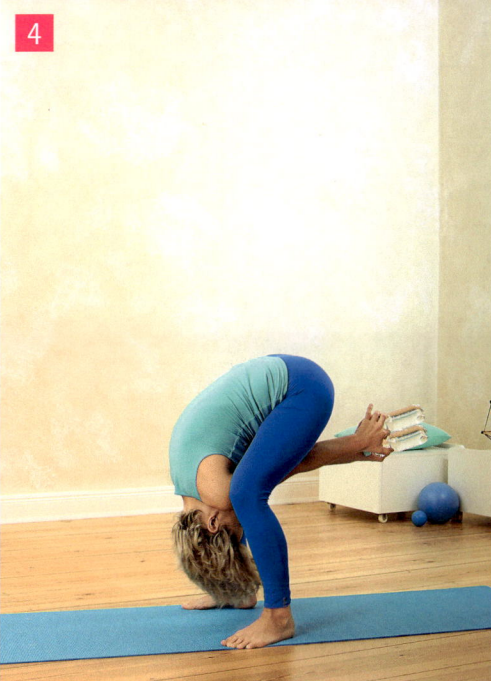

## Übung Gleiten

**1** Begeben Sie sich in den Kniestand. Stellen Sie den linken Fuß so vor, dass sich das Knie ungefähr im rechten Winkel befindet. Die Hände setzen links und rechts neben dem vorderen Fuß auf, der Oberkörper beugt sich entsprechend vor.

a) **2** Bewegen Sie sich nun im Wechsel mit dem Körpergewicht vor und zurück. Nutzen Sie die ganze Bewegungslänge, damit es jeweils zu einer Dehn-Streck-Spannung im Körper kommt. Führen Sie die Bewegung gleitend und harmonisch aus.

b) Wiederholen Sie das Vor- und Rückgleiten einige Zeit und wechseln Sie dann die Seite.

c) **3** Nachdem Sie diese Bewegung auf beiden Seiten gleich lang ausgeführt haben, kommen Sie in die Anfangsposition zurück.

Wechseln Sie die Ausgangshaltung. Dafür lösen Sie die Hände vom Boden und drehen den hinteren Fuß nach links.

d) **4** Gleiten Sie aus dieser Position hin und her.

e) **5–6** Bleiben Sie jeweils nach einigen Wiederholungen in der neutralen Ausgangsposition. Schwingen Sie nun den linken Arm über den Kopf hoch. Um die seitliche Körperaufspannung zu verstärken, drehen Sie dabei die Handfläche vom Körper weg. Gleiten Sie hin und her.

f) Abschließend stehen Sie auf und lockern Ihren Körper.

### Wirkung

- aktiviert Muskelketten
- erweitert die Faszienhüllen des Rumpfes und der Lunge
- trainiert die Synergetische Einheit

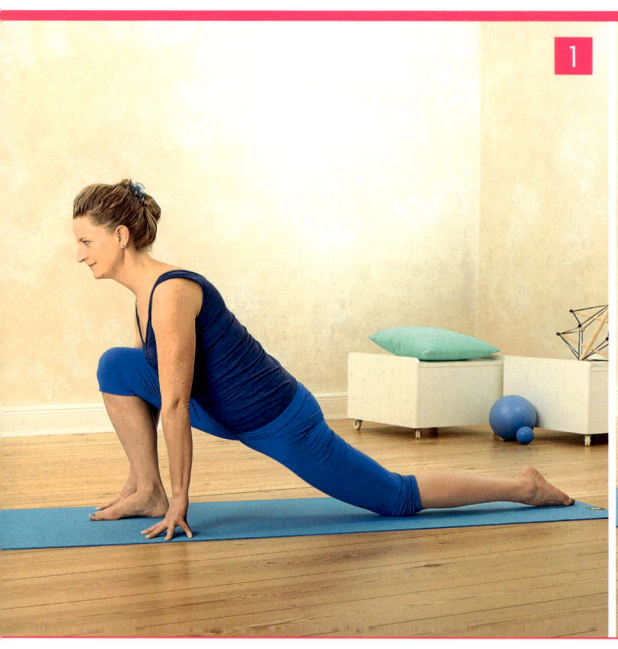
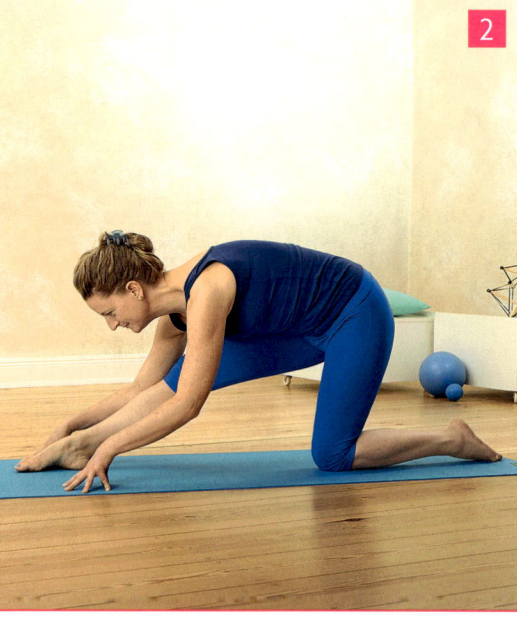

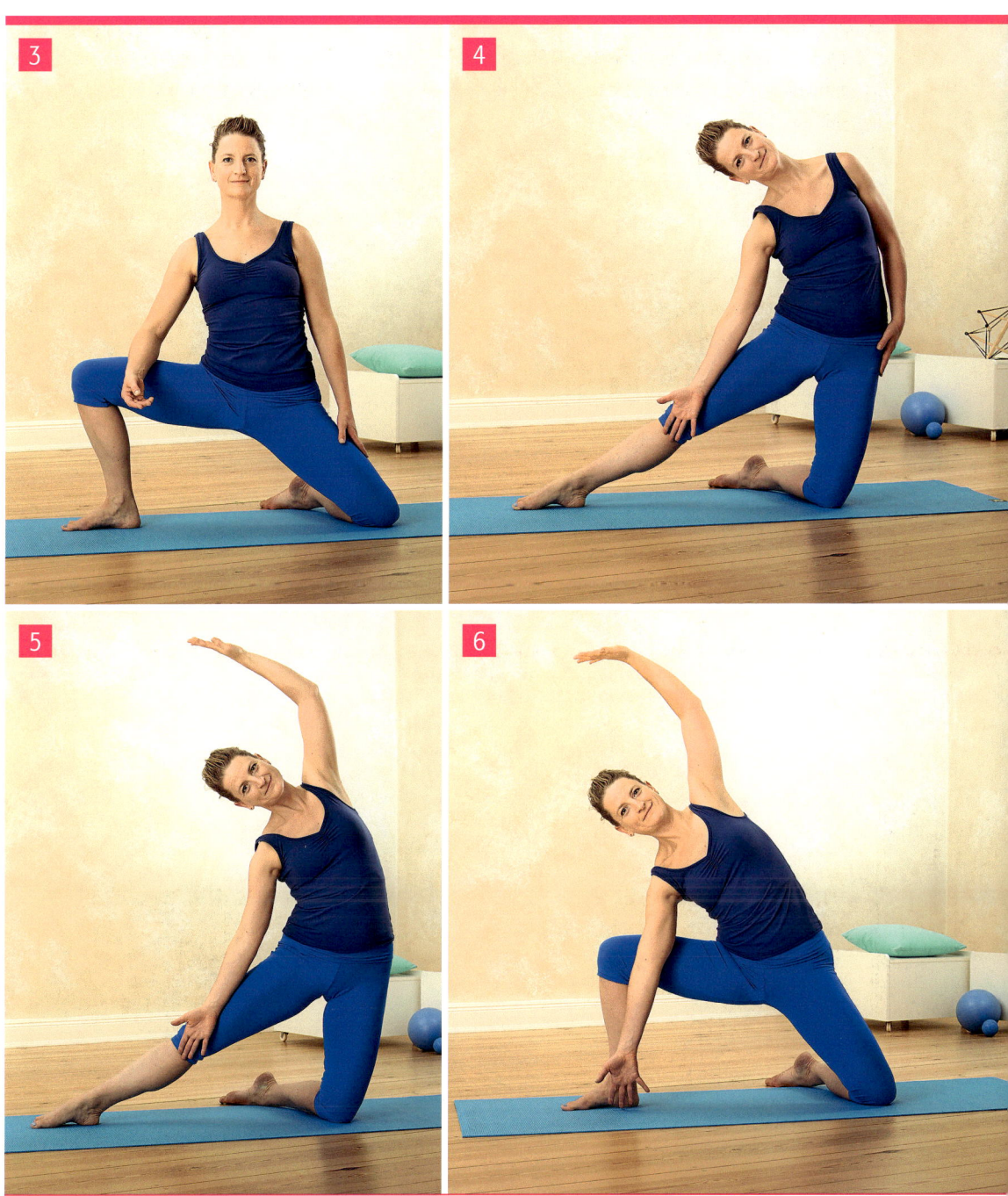

# 4. Strategie: Lösende Techniken

## Das bewirkt die Strategie

Faszien übernehmen die Filterfunktion für alle Zellen im Körper. Dabei geht es sowohl darum, Abfallprodukte aus dem Stoffwechsel der Zellen so lange zu lagern, bis diese über das Blut- oder Lymphsystem abtransportiert werden können, als auch darum, die Zellen mit frischen Substanzen zu versorgen. Ist der Faszienfilter verstopft, minimiert sich der Wechsel der Stoffe sowohl aus als auch in die Zelle. Die Zelle wird nicht mehr ausreichend versorgt, stirbt ab oder entartet vielleicht sogar. Um den Stoffwechsel wieder anzuregen und somit auch die allgemeine Gesundheit (z.B. das Immunsystem) zu stärken, regen Sie die Faszien durch lösende Techniken (z.B. Blackroll) an.

### Blackroll

Die Blackroll kann wie jede andere Schaumstoffrolle als Massageutensil benutzt werden. Beim Ausrollen hat die Blackroll einen starken und tiefen Selbstmassageeffekt, um die myofaszialen Strukturen zu entspannen und eine verbesserte Regeneration zu initiieren. Die Massagerolle gibt es in verschiedenen Härtegraden.

## So wird es gemacht

Beginnen Sie mit dem Roll out in der Nähe eines Gelenks mit Druck auf das Gewebe – entweder mit einem festen Ball, einer Blackroll, einer Poolnudel o. Ä. oder mit den Händen/Daumen – und »schmelzen« Sie in diesen Druck hinein. Sobald das Gewebe es zulässt, rollen, schieben oder gleiten Sie Richtung Herz, als würden Sie einen Schwamm auspressen. Die Grundregel besagt: »Einen Zentimeter pro Atemzug!« Sie können an besonders verklebten (schmerzhaften) Stellen aber auch in kleinen Kreisen oder in kleinen sternförmigen Schiebebewegungen in alle Richtungen für einige Zeit verweilen, bis Sie Ihren Weg fortsetzen. Beenden Sie diese Technik an einer Stelle, an der Sie sich wieder freier fühlen.

## Dies sollte beachtet werden

Denken Sie daran, dass der Körper viel stilles Wasser benötigt, um die gelösten Stoffwechselendprodukte aus dem Körper auszuspülen und die Faszie mit »frischem« Wasser zu versorgen. Trinken Sie an den Tagen, an denen Sie sich solchen lösenden Techniken unterziehen, 1–2 Liter stilles Wasser zusätzlich zu dem täglichen Wasserbedarf des Körpers von 2–3 Litern.

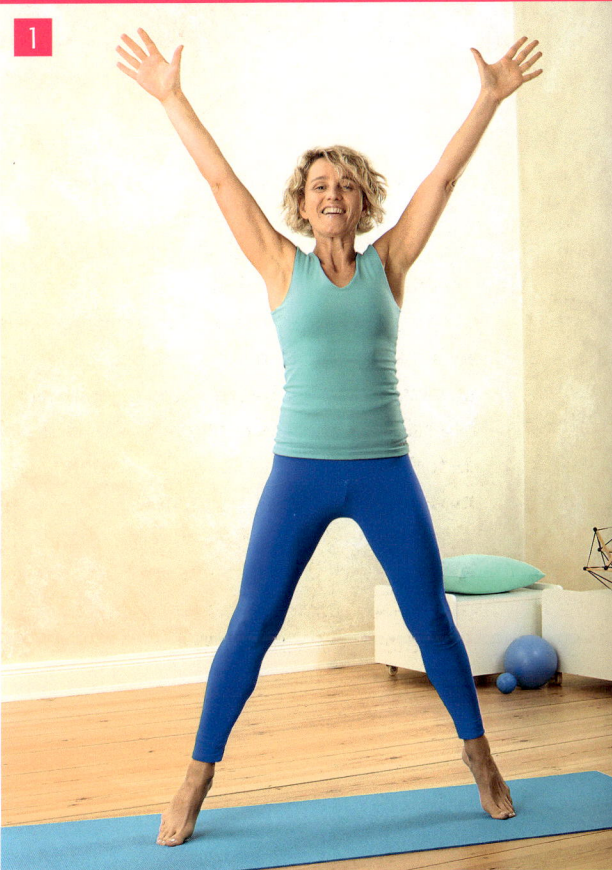

## TIPP

- Grundsätzlich sollten Sie ein Roll out vom herzfernen zum herznahen Punkt durchführen. Diese Regel gilt vor allem, umso weiter Sie in der Peripherie arbeiten.
- Atmen Sie immer entspannt weiter und lösen Sie jegliche Spannung aus Ihrem Kiefergelenk!

## Vorübung Hampelmann

Stellen Sie sich aufrecht mit geschlossenen Füßen hin. Legen Sie Ihre Arme seitlich an Ihrem Körper an.

a) 1 Springen Sie in eine Grätsche und bringen Sie dabei Ihre Arme diagonal nach oben. Atmen Sie dabei ein.
b) Wenn Sie wieder in die Ausgangsposition springen, atmen Sie aus.
c) Wiederholen Sie die Bewegung mehrmals dynamisch.

### Alltagstipps

- Gehen Sie in die Sauna.
- Bewegen Sie sich viel und vielseitig.
- 2 Gehen Sie spazieren und heben Sie gelegentlich etwas vom Wegesrand auf, ohne dabei anzuhalten.

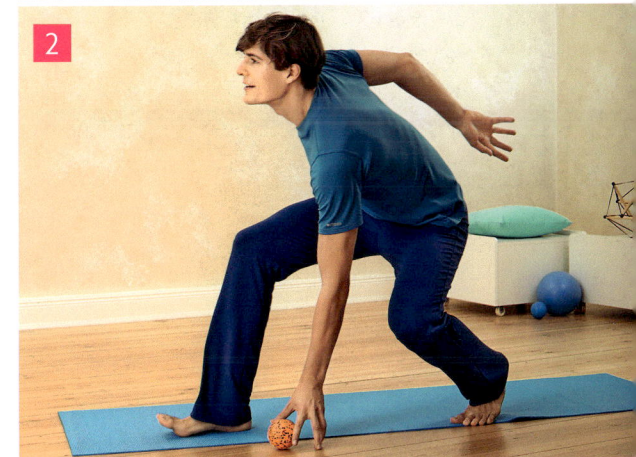

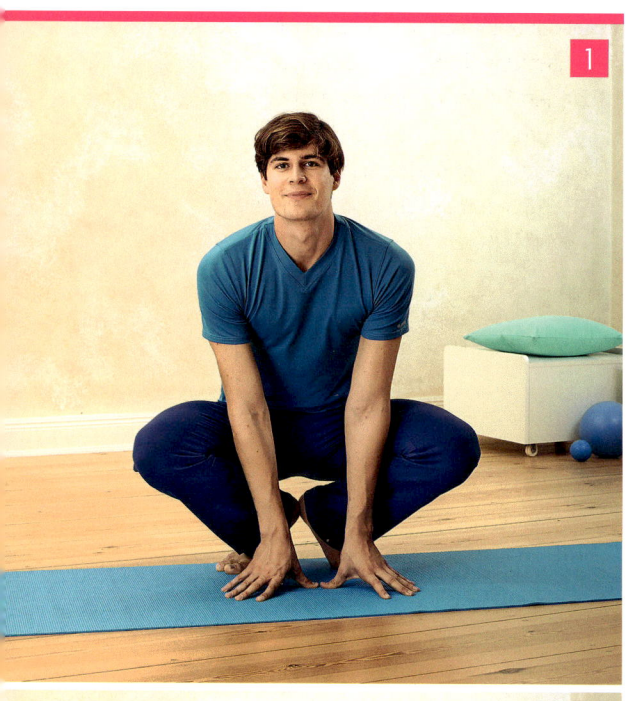

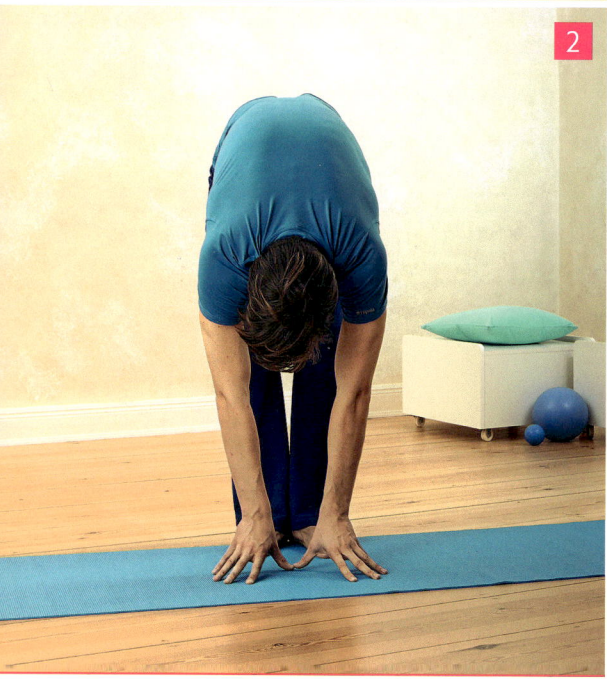

## Vorübung Frösche

**1** Kommen Sie in die Hocke. Ihre Knie zeigen nach außen, die Fersen sind angehoben und berühren sich in der Mitte. Stellen Sie Ihre Finger vor Ihren Füßen auf. Aktivieren Sie die Synergetische Einheit. Heben Sie Ihr Brustbein, lassen Sie die Schultern unten und den Nacken lang.

**2** Nun strecken Sie Ihre Knie so weit wie möglich durch und bringen dabei Ihr Gesäß Richtung Himmel. Der Kopf bewegt sich Richtung Knie. Atmen Sie aus. Senken Sie nun Ihr Gesäß wieder ab und heben Sie dabei Ihr Brustbein und Ihren Kopf an. Atmen Sie ein. Die Fingerspitzen bleiben die ganze Zeit vor Ihren Füßen auf den Boden gestützt.

a) Wiederholen Sie die Bewegungen erst langsam und dann immer dynamischer. Nutzen Sie die Speicherkapazität in den Beinen, indem Sie in der Hockhaltung wippen und dann schwungvoll das Gesäß hochkatapultieren.

b) Atmen Sie abschließend nochmal tief ein und aus und kommen Sie langsam in die Päckchenhaltung. Entspannen Sie sich eine Zeit lang.

## Übung Flamingo

Stellen Sie sich aufrecht hin.

a) **3–4** Ziehen Sie Ihr linkes Knie zur Brust, während Sie ausatmen. Halten Sie Ihr Bein mit den Armen fest, damit es entlastet ist, und bleiben Sie einen Moment in dieser Position. Stellen Sie mit der nächsten Einatmung Ihr Bein wieder auf.

b) Ziehen Sie Ihr rechtes Knie mit der Ausatmung zur Brust und stellen Sie beim Einatmen Ihr Bein wieder auf.

c) Wiederholen Sie die Übung mehrmals dynamisch.

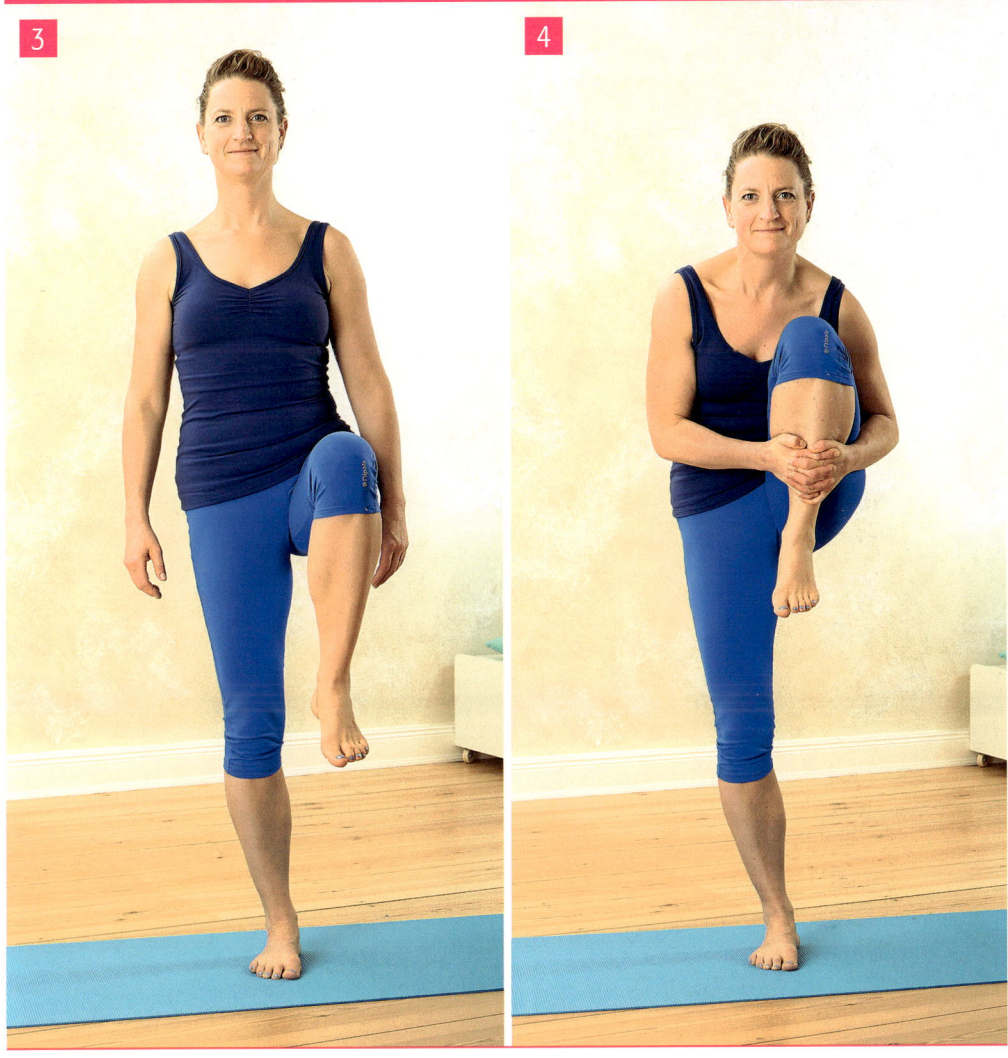

## Übung Liegestütz

1 Kommen Sie in die Päckchenposition und strecken Sie dabei Ihre Arme nach vorne aus. Die gespreizten Hände liegen schulterbreit, die Füße ruhen auf dem Spann (alternativ können Sie auch die Zehen aufstellen).

a) 2 Schieben Sie Ihren Oberkörper vor und wieder zurück. Mit jedem Mal kommen Sie nun mit immer mehr Schwung weiter vor, bis Sie schließlich im Langstütz sind. Halten Sie diese Position einen Moment.

b) 3 Strecken Sie Ihr Gesäß mit der Ausatmung in Richtung Himmel und bleiben Sie kurz in dieser Position.
c) Kommen Sie dann zurück in den Langstütz, atmen Sie dabei wieder ein und halten Sie die Position.
d) Ziehen Sie nun ausatmend zurück in die Päckchenposition und strecken Sie Ihre Füße aus. Bleiben Sie in dieser entlastenden Haltung für ein paar Atemzüge.
e) Wiederholen Sie die Abfolge. Nach Abschluss der Übung entspannen Sie sich.

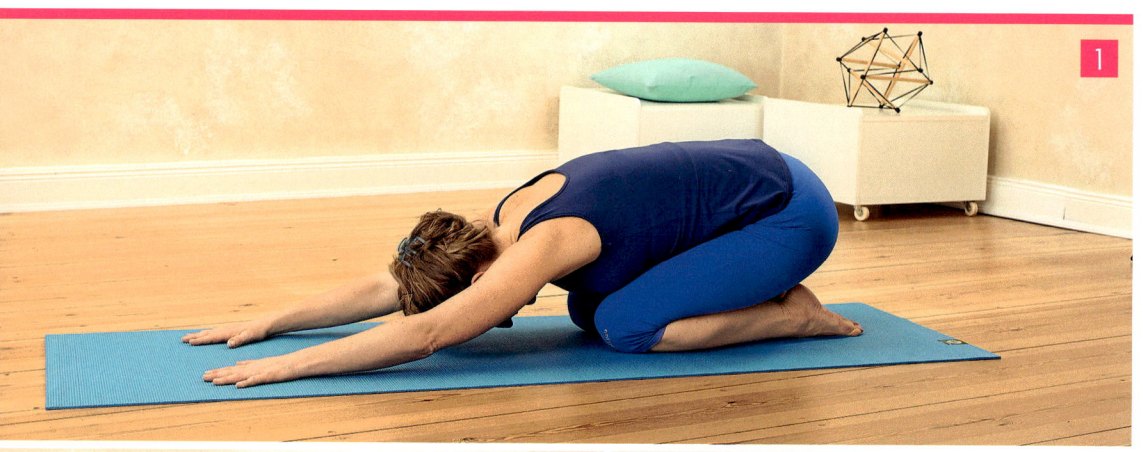

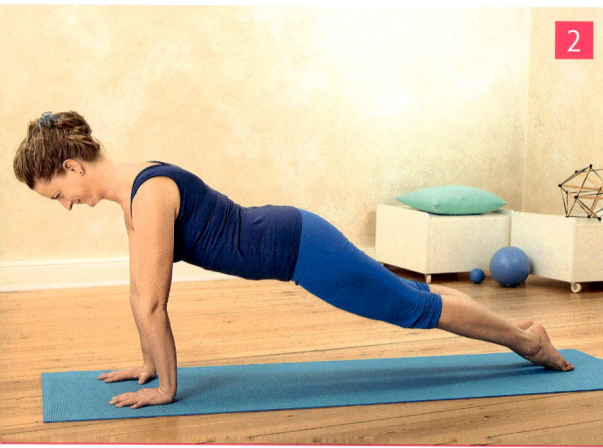

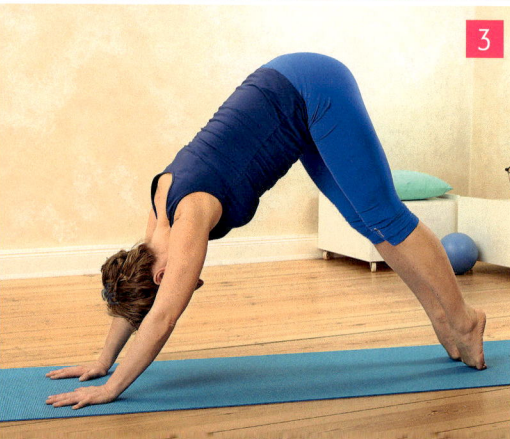

## Übung Gesichtsmassage

Setzen Sie sich entspannt hin und ziehen Sie als Vorbereitung »wilde« Grimassen. Nutzen Sie so viele Gesichtsbereiche wie möglich. Kneifen Sie abschließend das ganze Gesicht zusammen und lösen Sie danach jegliche Anspannung.

TIPP 5 Einen guten Massageeffekt erhalten Sie mit einem vibrierenden Gerät, das Sie sanft auf Ihre Gesichtshaut legen und hin und her führen.

a) 4 »Kneifen« Sie sich mit der rechten Hand in Ihre rechte Wange und ziehen Sie Richtung Ohr. Gleichzeitig »kneifen« Sie sich mit der linken Hand in Ihre linke Wange und ziehen Richtung Nase.

b) Ziehen Sie nun Ihre Gesichtshaut in alle Richtungen. Verändern Sie die Position Ihrer Hände. Ziehen Sie Ihre Gesichtshaut überall so weit ab wie möglich – auch vom Kinn, der Nase, der Stirn.

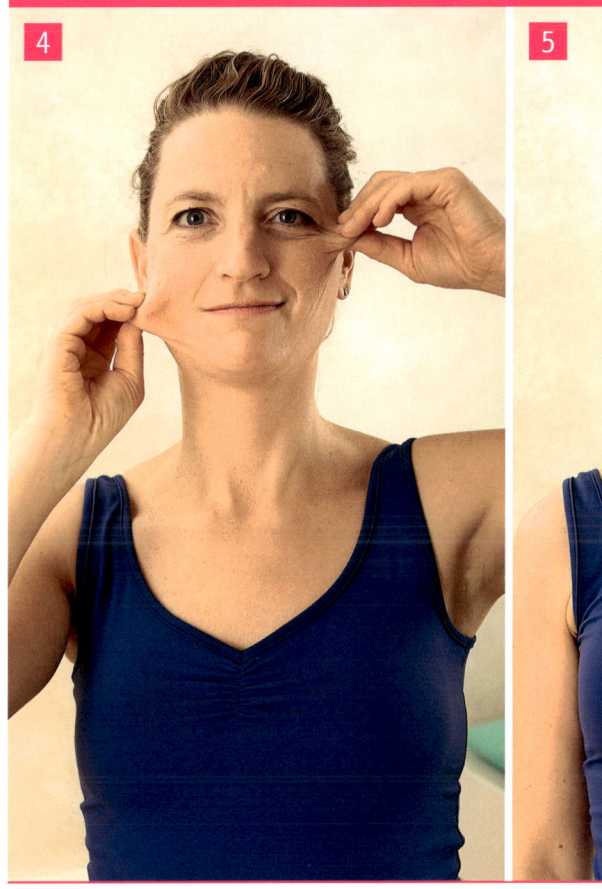

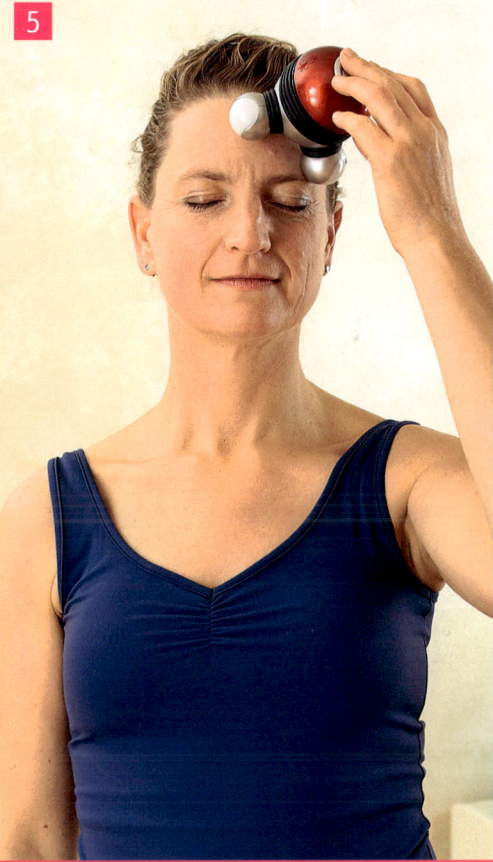

## Übung Ball Fuß

Stellen Sie sich aufrecht hin. Legen Sie jetzt einen kleinen Styropor- oder Golfball mittig unter Ihren Vorderfuß. Der Härtegrad des Balls ist je nach Neigung wählbar.

a) **1–2** Üben Sie nun so viel Gewicht durch Ihren Körper auf diese Stelle aus, wie es Ihnen noch angenehm ist. Beginnen Sie langsam (einen Zentimeter pro Atemzug), mit diesem Druck entlang Ihrer Fußsohle zu Ihrer Ferse (Achillessehnenansatz) zu rollen. Sie können dieses Roll out ein- bis zweimal etwas weiter rechts und links wiederholen. Spüren Sie einen Moment nach.
b) Wechseln Sie dann die Seite.

---

**TIPP** Alternativ können Sie auch eine kleine Blackroll oder einen Tennisball nehmen.

---

## Übung Blackroll Achillessehne

Setzen Sie sich hin und stützen Sie sich mit beiden Händen hinter Ihrem Gesäß ab. Die Schultern bleiben dabei weit von den Ohren entfernt. Strecken Sie Ihr rechtes Bein nach vorne aus und stellen Sie Ihren linken Fuß auf. Legen Sie die Blackroll unter Ihre rechte Achillessehne.

a) Rollen Sie langsam (einen Zentimeter pro Atemzug) entlang der Wade Ihre Unterschenkelmuskulatur bis in die Kniekehle aus. Dabei heben Sie Ihr Gesäß ab, müssen es aber, um den linken Fuß und die Hände nachzusetzen, zwischendurch absetzen und wieder anheben. Sie können dieses Roll out ein- bis zweimal etwas weiter rechts und links wiederholen. Spüren Sie einen Moment nach.
b) Wechseln Sie dann die Seite.
c) **3–4** Wenn Sie den Effekt des Roll outs verstärken möchten, dann legen Sie das linke Bein so auf das rechte, dass sich die Sprunggelenke überschlagen.

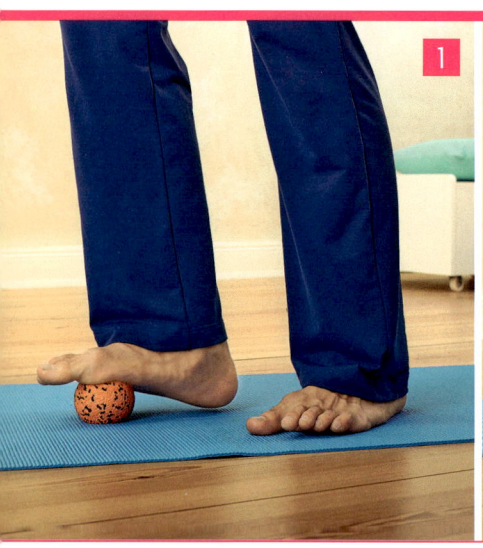

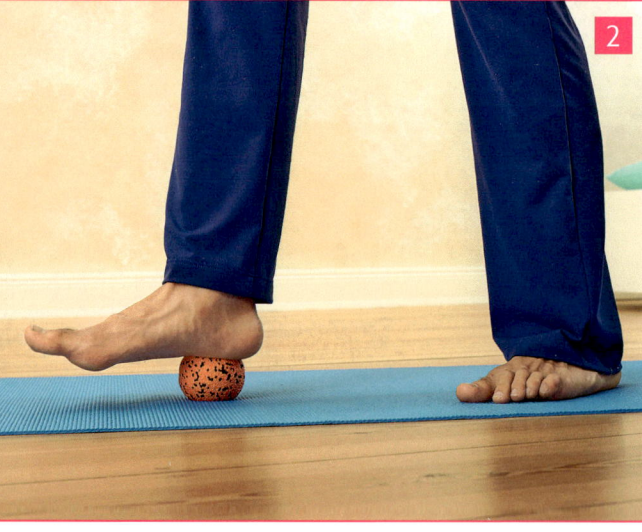

d) Wenn Sie Probleme mit Ihren Handgelenken haben, kommen Sie in den Unterarmstütz. Dann lässt der Druck auf die auszurollende Region zwar etwas nach, aber auch die Belastung der Handgelenke.

e) Wechseln Sie die Seite.

TIPP Bei Krampfadern im Speziellen und Venenleiden allgemein halten Sie erst Rücksprache mit Ihrem Arzt/Therapeuten.

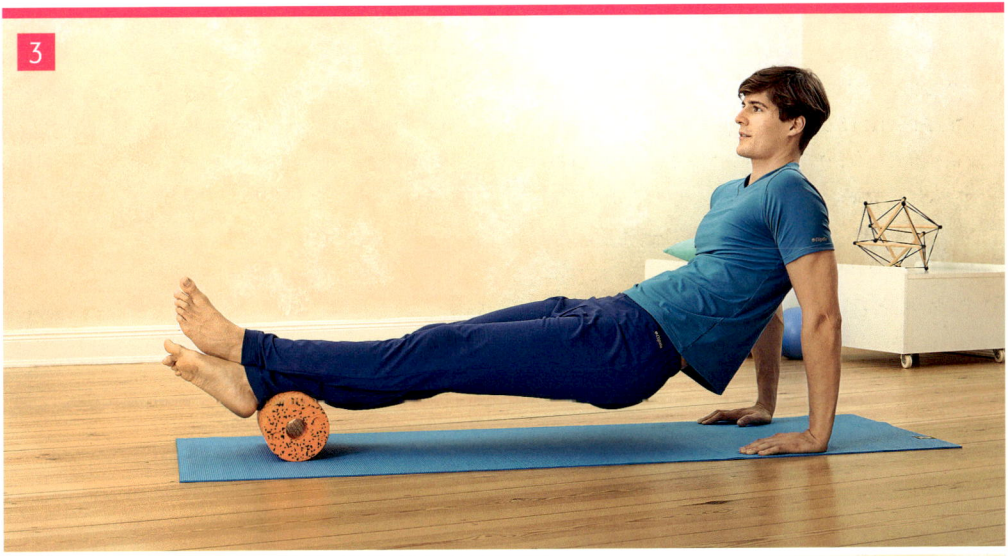

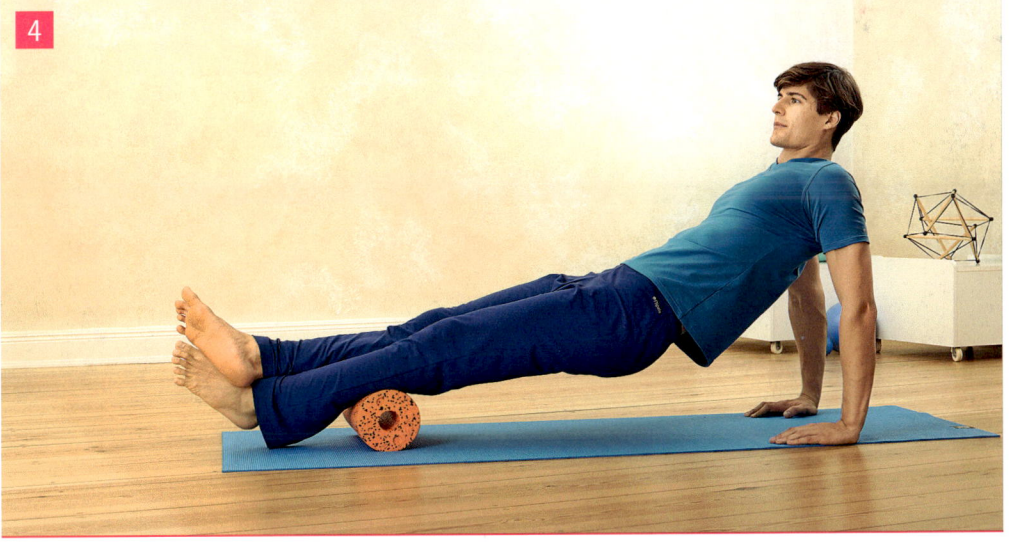

## Übung Blackroll seitlicher Oberschenkel

Legen Sie sich lang auf die rechte Seite. Stützen Sie sich auf dem Unterarm ab und legen Sie die Blackroll unter das Kniegelenk. Stellen Sie ggf. den linken Fuß vor dem Körper auf. Heben Sie Ihr Gesäß ab.

a) 1 Rollen Sie nun langsam (einen Zentimeter pro Atemzug) entlang der seitlichen Oberschenkelmuskulatur. Wenn Sie Ihren Unter-

arm und den linken Fuß nachsetzen, legen Sie Ihr Gesäß ab. Sie können dieses Roll out ein- bis zweimal etwas weiter vorn oder hinten wiederholen.

a) Wechseln Sie dann die Seite.

## Übung Blackroll Oberschenkel innen

Legen Sie sich im Unterarmstütz auf den Bauch. Spreizen Sie Ihr linkes Bein nach außen. Legen Sie die Blackroll unter den linken Innenschenkel so nah wie möglich ans Knie.

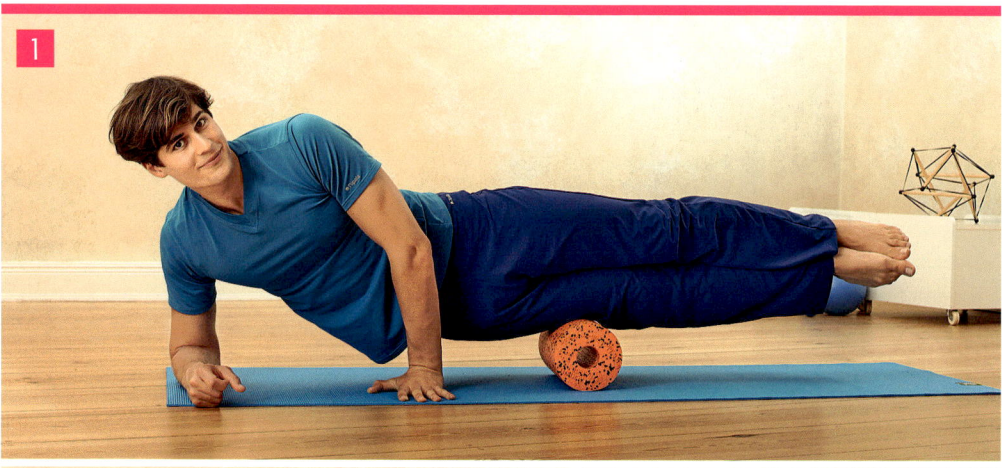

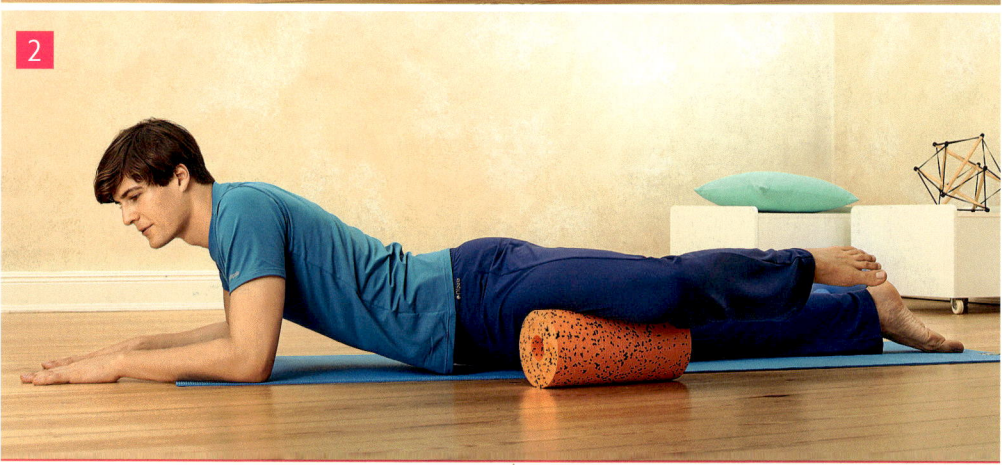

a) **2** Rollen Sie nun langsam (einen Zentimeter pro Atemzug) entlang des Innenschenkels bis zum Becken. Sie können dieses Roll out ein- bis zweimal etwas weiter rechts und links wiederholen. Spüren Sie einen Moment nach.

b) Wechseln Sie dann die Seite.

## Übung Ball Gesäß

Setzen Sie sich hin und stützen Sie sich mit beiden Händen hinter Ihrem Gesäß ab. Strecken Sie Ihr linkes Bein nach vorne aus und stellen Sie Ihren rechten Fuß auf. Legen Sie einen Tennisball unter Ihre linke Kniekehle.

a) **3–4** Rollen Sie nun langsam (einen Zentimeter pro Atemzug) entlang der hinteren Oberschenkelmuskulatur bis zur Gesäßhälfte. Sie können dieses Roll out ein- bis zweimal etwas weiter rechts und links wiederholen. Spüren Sie einen Moment nach.

b) Wechseln Sie dann die Seite.

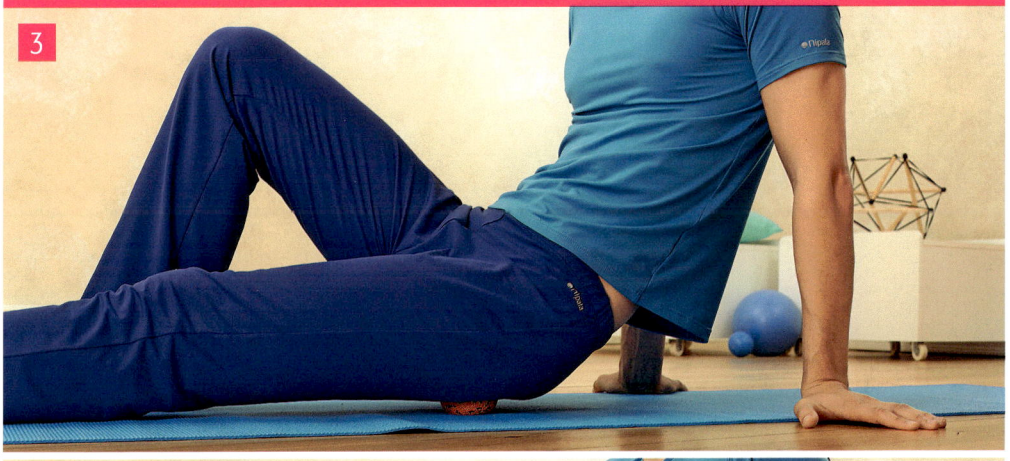

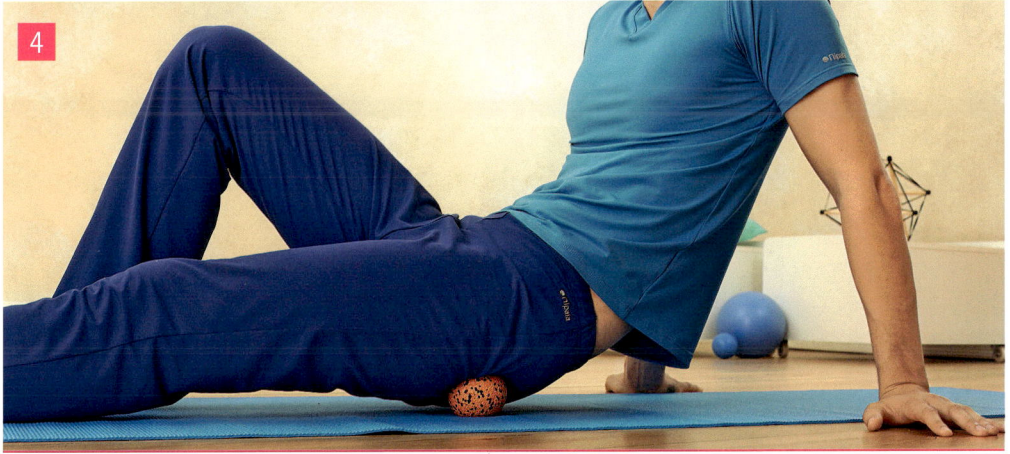

## Übung Ball Bauch

In Bauchlage positionieren Sie einen Ball oder eine Blackroll an Ihren unteren Beckenrand unter Ihren Bauch. Heben Sie Ihren Körper vom Boden ab und stützen Sie Ihn über Ihre Unterarme und Fußspitzen ab.

a) **1** Rollen Sie nun langsam (einen Zentimeter pro Atemzug) entlang Ihrer Bauchmuskeln bis zum Rippenbogen. Spüren Sie einen Moment nach. Heben Sie ggf. dabei ein Bein etwas an.

# TIPP
Wenn Sie den Effekt verstärken möchten, nehmen Sie einen festen mittelgroßen Ball und rollen im Uhrzeigersinn Ihren Bauch aus.

b) **2** Beim nächsten Mal beugen Sie Ihr linkes Bein im Knie und lassen Ihren Unterschenkel während des Roll outs nach innen und anschließend noch mal nach außen sinken.
c) Wechseln Sie das Bein.

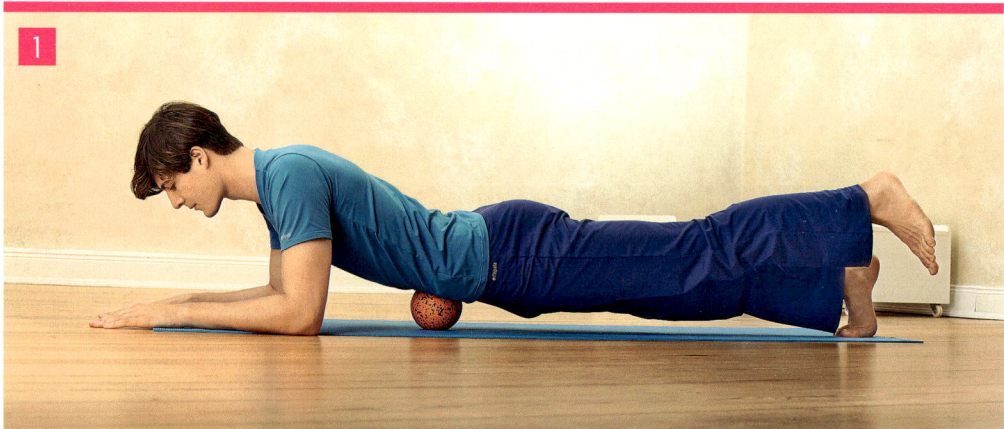

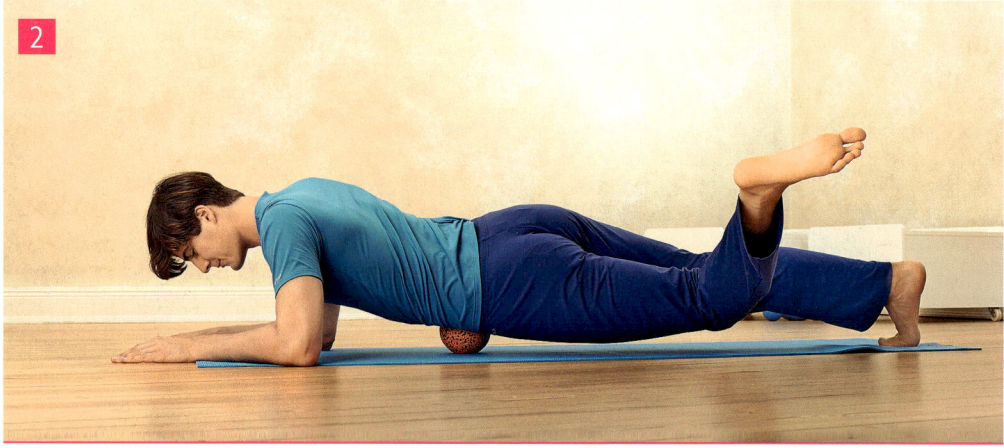

## Übung Blackroll Rücken

**3** Legen Sie sich auf den Rücken. Stellen Sie Ihre Füße auf. Legen Sie nun die Blackroll unter Ihr Gesäß.

a) **4** Rollen Sie nun langsam (einen Zentimeter pro Atemzug) entlang der Rückenmuskulatur. Währenddessen heben Sie Ihren Oberkörper an und legen dann den gesamten Rücken wieder ab, wenn Sie bei Ihrem Nacken ankommen.

b) **5** Drehen Sie nun Ihren Kopf langsam so nach links und rechts, dass Sie den Druck auf Ihrer Schädelbasis wahrnehmen. Spüren Sie einen Moment nach.

c) **6** Manchmal stehen die Dornfortsätze der Wirbelkörper so weit nach hinten heraus, dass sie von der Blackroll ebenfalls gedrückt werden. Nehmen Sie dann zwei Tennisbälle, die Sie in eine Socke stopfen. Verdrehen Sie dann die Socke und stülpen Sie sie noch einmal über die Bälle. Führen Sie nun die genannte Übung mit diesen Tennisbällen durch.

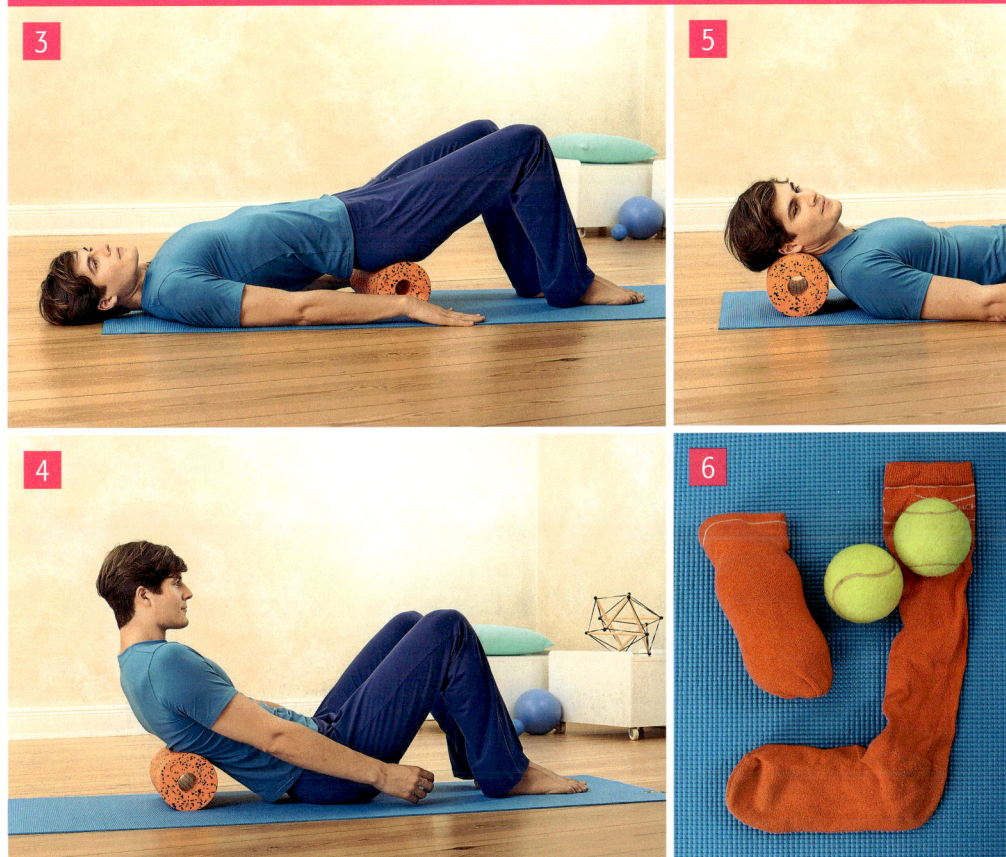

## Übung Ball Brustbein/Schulter

Legen Sie sich auf den Bauch. Ihre Arme liegen rechts und links in U-Haltung neben Ihren Schultern. Legen Sie einen Tennisball o. Ä. unter Ihr Brustbein. Verweilen Sie so einen Moment und lassen Sie Ihren Brustkorb um den Ball herum schmelzen.

a) **1** Rollen Sie langsam (einen Zentimeter pro Atemzug) nach rechts entlang Ihres Brustbeins bis zum Schlüsselbein. Wiederholen Sie dies auch auf der linken Seite.
b) **2** Danach rollen Sie entlang Ihrer Zwischenrippenmuskulatur jeweils in die Achselhöhlen.

**TIPP** Wenn der Druck zu stark wird, stützen Sie sich einfach mit Ihren Unterarmen etwas mehr ab. Benutzen Sie ggf. zunächst einen viel weicheren Ball oder rollen erst einmal nur Anteile aus, da das Dekolleté empfindlich ist.

c) Rollen Sie entlang Ihres Schultergelenkes. Rollen Sie so lange in alle »Ecken« Ihres Dekolletés, bis Sie das Gefühl haben, gelöster zu sein. Spüren Sie einen Moment nach.

## Übung Blackroll Oberarm außen

Legen Sie sich auf die rechte Seite. Dabei liegt Ihr rechter Arm unter Ihnen an Ihrer rechten Körperseite. Stellen nun Ihren linken Fuß vor Ihrem Körper auf.

a) Legen Sie die Blackroll unter Ihren rechten Oberarm so nah zum Ellenbogen wie möglich. Rollen Sie nun langsam (einen Zentimeter pro Atemzug) entlang der seitlichen Oberarmmuskulatur bis zur Schulter. Sie können dieses Roll out ein- bis zweimal etwas weiter rechts und links wiederholen. Spüren Sie einen Moment nach.
b) Wechseln Sie dann die Seite.

**TIPP** Wenn Sie etwas Druck herausnehmen möchten, unterstützen Sie sich mit dem aufgestützten linken Arm.

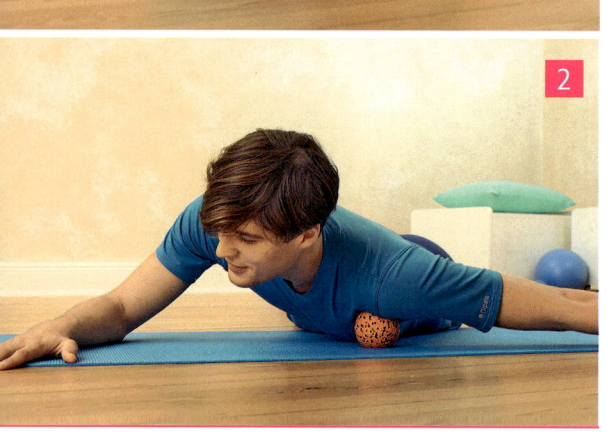

## Übung Blackroll seitlicher Oberarm

Legen Sie sich auf die rechte Seite. Strecken Sie Ihren Oberarm seitlich aus. Stellen Sie nun Ihren linken Fuß vor Ihrem Körper auf. Legen Sie die Blackroll unter Ihrem rechten Oberarm so nah wie möglich zum Ellenbogen.

a) **3** Rollen Sie nun langsam (einen Zentimeter pro Atemzug) entlang der seitlichen Oberarmmuskulatur bis zur Schulter. Sie können dieses Roll out ein- bis zweimal etwas weiter rechts und links wiederholen. Spüren Sie einen Moment nach.
b) Wechseln Sie dann die Seite.

## Übung Blackroll Oberarm/Schulter

Kommen Sie in die Bankposition. Legen Sie Ihren linken Oberarm so ab, dass Sie mit dem gesamten linken Arm durch die Lücke zwischen rechter Hand und rechtem Knie zur anderen Seite durchgreifen können. Legen Sie nun die Blackroll unter Ihren Oberarm so nah wie möglich am Ellenbogengelenk.

a) **4** Rollen Sie langsam (einen Zentimeter pro Atemzug) entlang der Oberarmmuskulatur vom Ellenbogen zur Schulter. Spüren Sie einen Moment nach.
b) Wechseln Sie dann die Seite.

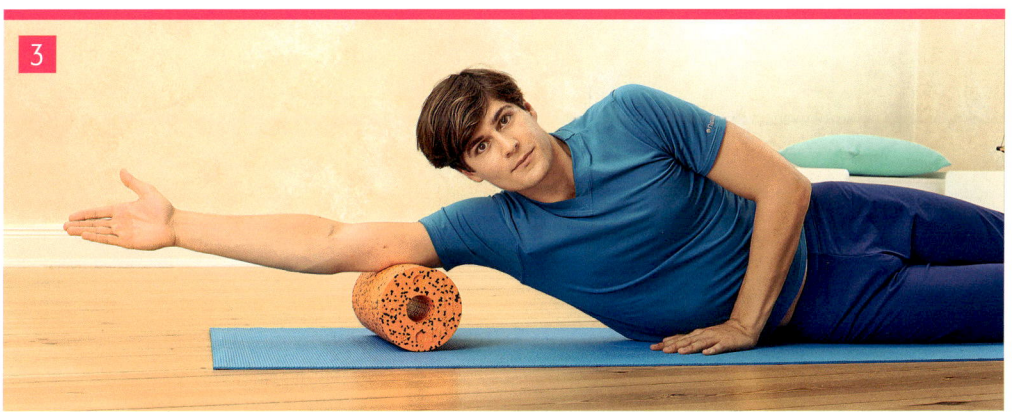

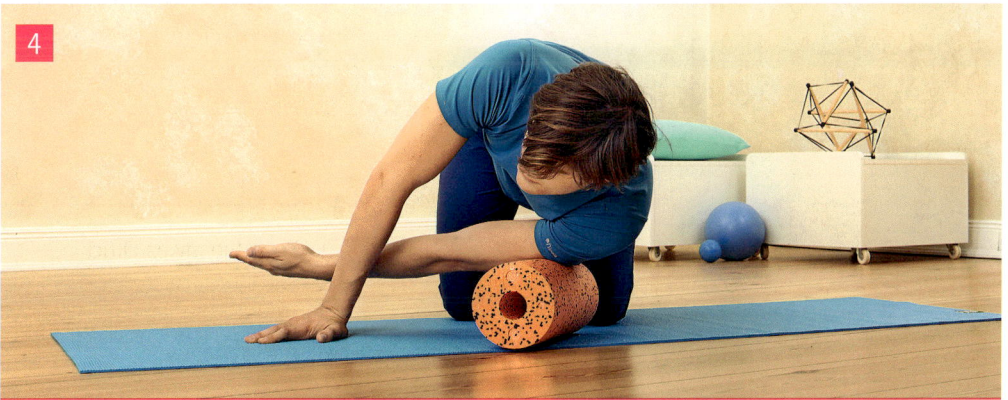

## Übung Blackroll Unterarm

Kommen Sie in die Bankposition. Legen Sie eine kleine Blackroll unter Ihren Unterarm so nah wie möglich ans Handgelenk.

a) **1** Rollen Sie langsam (einen Zentimeter pro Atemzug) entlang Ihres Unterarms vom Handgelenk zum Ellenbogen. Sie können dieses Roll out ein- bis zweimal etwas weiter rechts und links wiederholen. Spüren Sie einen Moment nach.

b) **2** Drehen Sie danach den Arm um, sodass die obere Seite auf der Blackroll liegt.

c) Wechseln Sie dann die Seite.

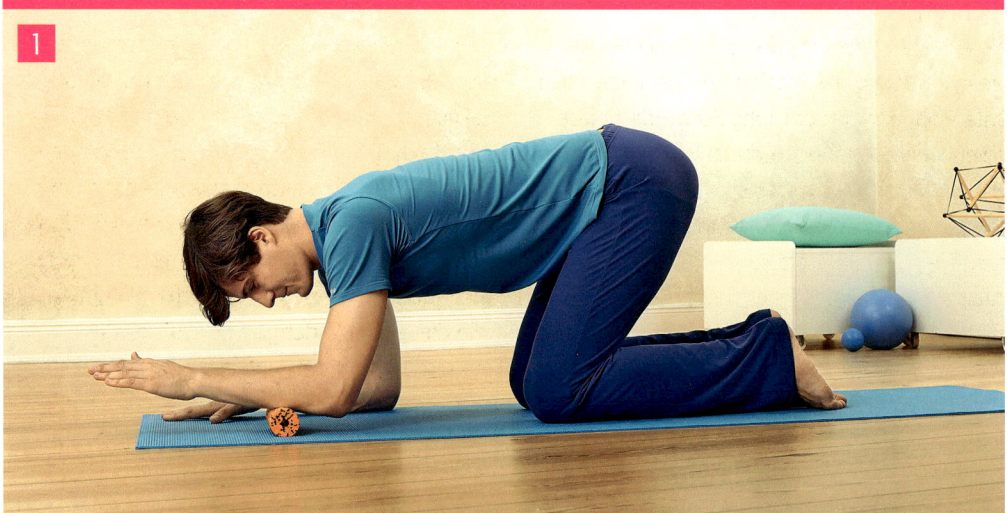

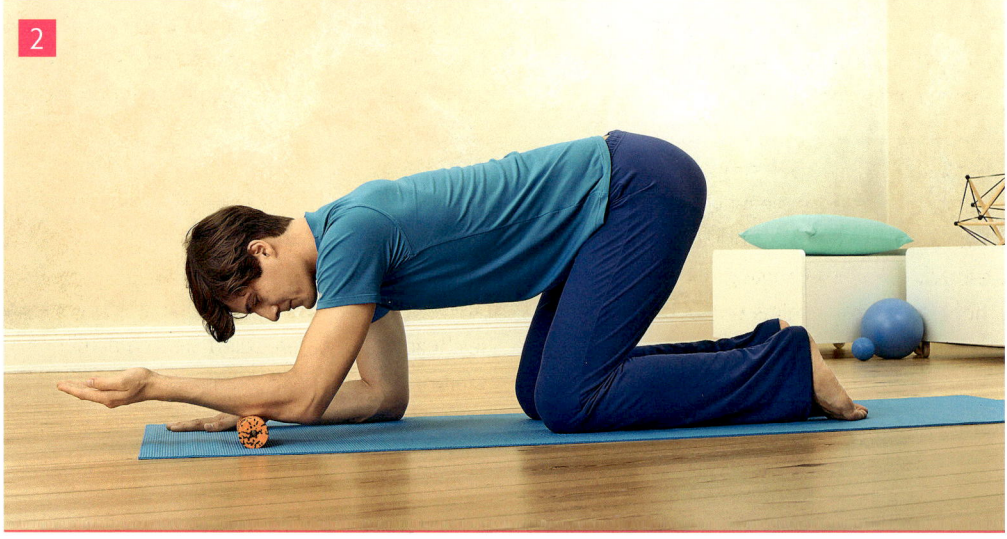

# 5. Strategie: Eigenwahrnehmung

## Das bewirkt die Strategie

In den Faszien befinden sich besonders viele freie Nervenendungen. Diese haben die Fähigkeit, sich entweder zu Schmerz- oder zu Wahrnehmungsrezeptoren auszubilden. Dienen diese Nerven der Propriozeption, so wachsen diese innerhalb der Faszien und vernetzen sich untereinander immer mehr. So werden diese freien Nervenendungen durch Wahrnehmungsübungen dazu veranlasst, sich z. B. mit dem Raum-Lage- oder dem Tastsinn auseinanderzusetzen. Die Beschäftigung mit Schmerz wird dadurch verdrängt, da sie nicht gleichzeitig möglich ist. Außerdem schulen Wahrnehmungsübungen eine präzise und ökonomische Bewegungsausführung, um eine individuell bestmögliche Leistung zu erreichen. Das kann bedeuten, dass ein Hobbysportler gemäß seiner Altersklasse gesund seiner körperlichen Aktivität nachgehen möchte, ein Leistungssportler es zu seiner Höchstleistung bringt oder ein Schmerzpatient sein Leiden auflöst.

Grundsätzlich dient die propriozeptive Kraft der Förderung unserer Bewegungsintelligenz, was auch für den täglichen Gebrauch wichtig ist. Geschicklichkeit im Umgang mit seinem Körper erhöht die Lebensqualität und verringert das Sturz- und Verletzungsrisiko.

## So wird es gemacht

Der Sehsinn ist unser dominantester Sinn und lässt alle anderen Sinne meist in den Hintergrund treten. Um die Wahrnehmung am effektivsten auszubilden, lohnt es sich, zwischendurch immer Mal wieder die Augen zu schließen. Außerdem schult das Setzen von taktilen Reizen, wie z. B. Massagen (auch mit der Blackroll), die Propriozeption. Wenn Spannungen in bestimmten Körperbereichen entstehen, bringen Sie Ihre Aufmerksamkeit dorthin und nehmen Sie bewusst wahr, wie genau sich das Körperteil anfühlt. Finden Sie Worte, die diese Empfindungen beschreiben und atmen Sie bewusst dorthin. Praktizieren Sie solche Wahrnehmungsübungen sowohl bei Ihren Alltagsverrichtungen als auch bei allen sportlichen Aktivitäten immer zwischendurch. Wählen Sie bewusst ungewohnte Bewegungen und erweitern Sie Ihr Bewegungsmuster stetig. Machen Sie sich während einer Bewegung bewusst, *welcher* Teil Ihres Körpers dabei gerade *was* macht.

## Dies sollte beachtet werden

Auch wenn diese Art von Übungen Ihnen vielleicht zu »soft« waren, seien Sie sich darüber im Klaren, dass ruhige und konzentrierte Wahrnehmungsübungen oft den »kleinen Unterschied« in einer gesunden und effektiven Bewegungsausführung machen. Denn: Auch kleine Bewegungen können viel bewegen!

## Vorübung Meridianklopfen

Stellen Sie sich aufrecht hin.

a) **1** Klopfen Sie kräftig mit der rechten Hand auf der linken Schulter umher.
b) Beklopfen Sie nun den linken Arm an der Innenseite entlang bis zum Handrücken, drehen Sie Ihren Arm und klopfen Sie von der Handfläche über die Armaußenseite wieder zurück bis zur linken Schulter.
c) Klopfen Sie dann über das Dekolleté bis zur anderen Schulter, wechseln Sie dabei die Hände und klopfen Sie nun auf der anderen Seite genauso.
d) Wiederholen Sie diesen Zyklus noch zweimal.
e) Beklopfen Sie nun Ihr Dekolleté rechts und links mit beiden Händen und dann auf der Vorderseite Ihres Körpers entlang über die Beinvorderseite bis zu Ihren Fußrücken.

f) Dann über die Fersen, die Beinrückseiten und das Gesäß hoch zum Rücken, so weit wie Sie kommen.
g) Wechseln Sie dann Ihre Handposition nach oben auf Ihre Schulterblätter und über die Schultern zum Dekolleté.
h) Wiederholen Sie diesen Zyklus noch zweimal.
i) Streichen Sie nun die beklopften Wege aus, um die überschüssige Energie loszuwerden.

### Wirkung

- befreit von überschüssiger Energie
- energetisiert den Körper und alle Meridiane
- regt die Durchblutung an

### Alltagstipp

**2** Lassen Sie sich von jemandem etwas mit dem Finger auf den Rücken »malen« und erraten Sie, was dargestellt wird.

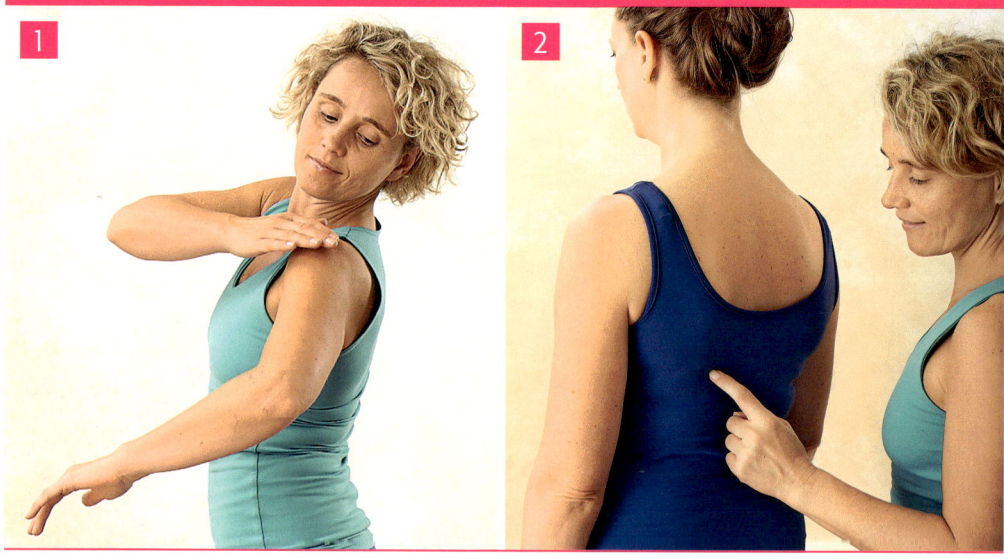

## Übung Untergrunde erkunden

3 Sammeln Sie verschiedene Materialien und erkunden Sie diese ganz genau mit Ihren Füßen.

a) Tun Sie so, als würden Sie die Materialien zum ersten Mal berühren oder als möchten Sie jemandem beschreiben, wie es sich anfühlt.
b) Spüren Sie die unterschiedlichen Beschaffenheiten und nehmen Sie aufmerksam wahr, wie sich diese im ganzen Körper auswirken.

---

TIPP Gehen Sie raus in die Natur und probieren Sie dort aufmerksam verschiedene Untergrundstrukturen aus.

---

### Wirkung
- weckt Rezeptoren
- schult die Körperwahrnehmung

## Übung Stille Hocke

4 Stellen Sie sich mit geschlossenen Füßen aufrecht hin. Legen Sie Ihre Handinnenflächen so aneinander, dass Ihre Unterarme parallel sind. Üben Sie etwas Druck auf Ihre Hände aus. Kommen Sie in die Hocke. Üben Sie Druck zwischen Ihren Knien aus, bleiben Sie aufrecht und schließen Sie dann Ihre Augen.

a) Atmen Sie gleichmäßig und nehmen Sie die Anpassungsbewegungen Ihres Körpers wahr.
b) Atmen Sie tief ein und aus, kommen Sie wieder in den Stand und öffnen Sie erst jetzt Ihre Augen.
c) Lockern Sie Ihren Körper.

### Wirkung
- trainiert die Koordination
- weckt Rezeptoren
- schult das Gleichgewicht

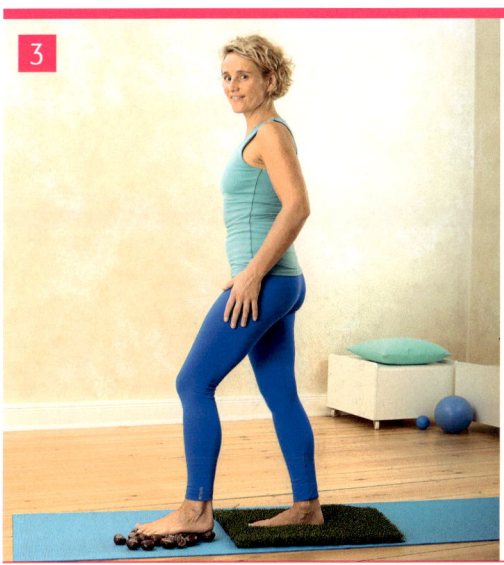

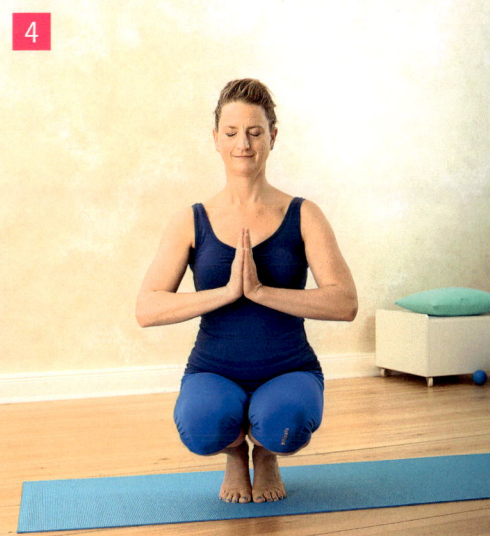

## Übung Äußerer Reiz zur inneren Wahrnehmung

Bereiten Sie eine Wärmflasche mit angenehm warmer Temperatur vor. Legen Sie sich bequem hin. Atmen Sie gleichmäßig ein und aus.

a) **1** Positionieren Sie die Wärmflasche irgendwo unter oder auf Ihrem Körper. Lenken Sie Ihre Konzentration auf diesen Körperbereich.

Schließen Sie die Augen und nehmen Sie die Wärme wahr.

b) **2** Wechseln Sie die Position der Wärmflasche und erkunden Sie so nach und nach Ihren ganzen Körper.

### Wirkung
- weckt Rezeptoren
- schult die Körperwahrnehmung

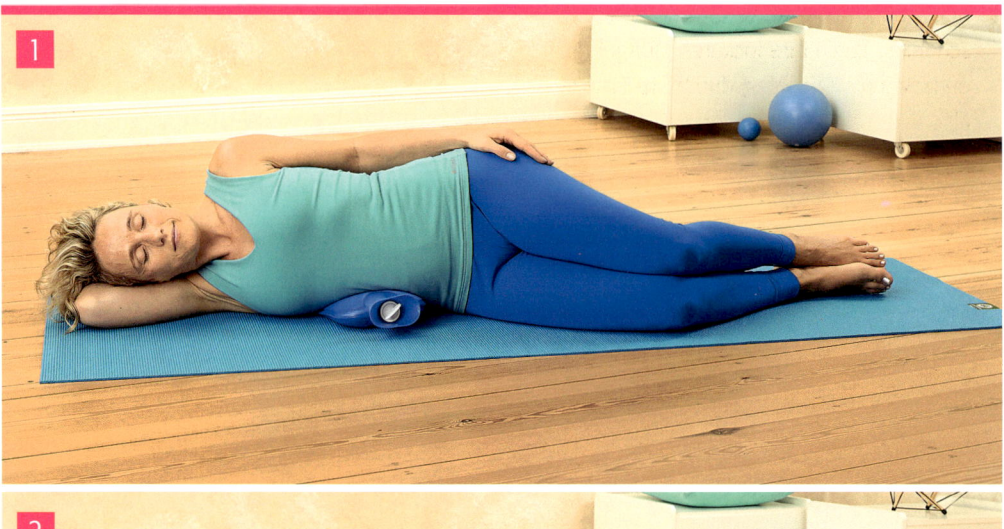

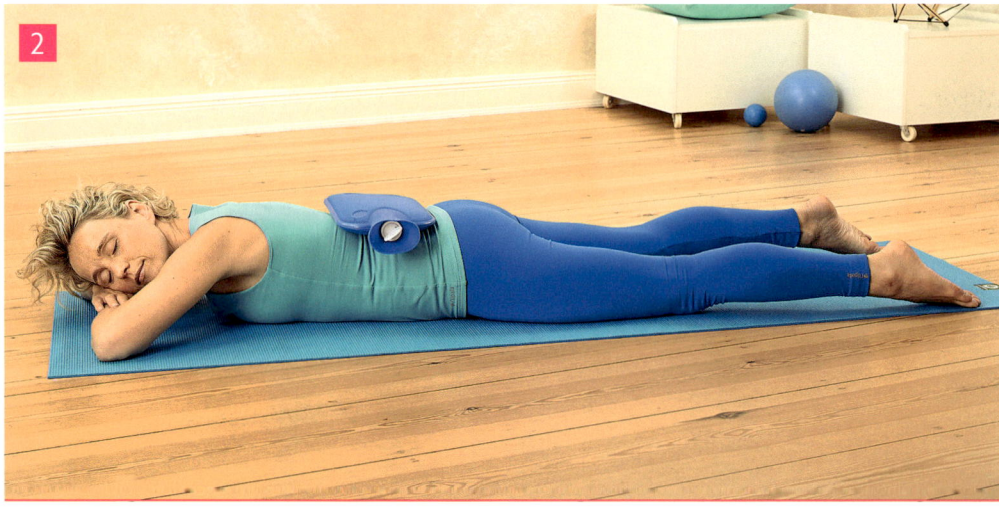

## Übung Vibrationen

Stellen Sie sich aufrecht und locker hin.

a) **3** Vibrieren Sie mit Ihrem ganzen Körper,
   indem Sie mit Ihren Fersen auf und ab
   wippen.
b) Lassen Sie die Bewegung Ihren ganzen
   Körper durchschütteln. Leiten Sie die Vibra-
   tionsbewegung – von Ihren Ballen ausgehend – entlang Ihrer Unterschenkel,
   durch die lockeren Knie, entlang Ihrer Oberschenkel, durch Ihre lockeren Hüftgelenke,
   entlang Ihres Rumpfes, durch die Schulter-
   Nacken-Region, entlang Ihrer Kopfhaut bis
   in Ihr Gesicht. Lassen Sie Ihre Arme ganz
   entspannt neben Ihrem Körper hängen,
   sodass sie ohne eigenes Zutun mitvibrieren
   können.
c) Nutzen Sie bewusst während der Vibrations-
   bewegungen Ihre Ausatmung und atmen Sie
   geräuschvoll aus. Machen Sie gegebenenfalls
   Laute oder Töne.
d) Lösen Sie alle notwendige Spannung!
   Machen Sie abschließend einen tiefen
   positiven Seufzer.

### Wirkung
- lockert alle Muskeln
- erhöht die Körpertemperatur
- verbessert die Körperhaltung

**TIPP** Stellen Sie sich beim Vibrieren
vor, Sie würden mit Ihren Fuß-
ballen in zwei Steckdosen stehen und der
Strom durchliefe Ihren Körper. Oder: dass Sie
wie eine Marionette an Gummibändern bzw.
an Federn hängen würden.

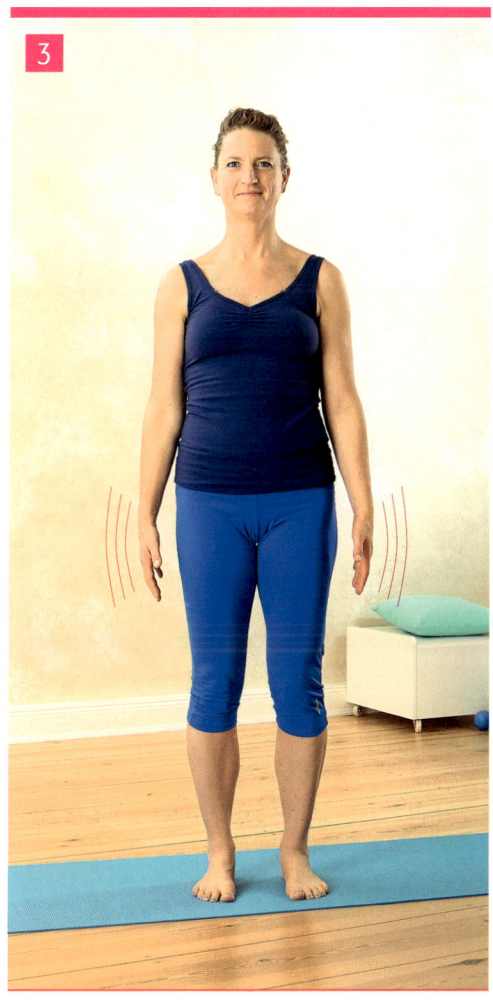

3

## Übung Buchstaben formen

Stellen Sie sich locker hin.

a) 1–4 Formen Sie mit Ihrem Körper verschiedene Buchstaben. Seien Sie kreativ!
b) Formen Sie Wörter, z. B. Ihren Vornamen. Nutzen Sie einen Spiegel oder lassen Sie sich fotografieren, um Ihr Körpergefühl mit dem äußeren Bild zu vergleichen.

TIPP Besonders viel Spaß macht das, wenn man dabei in Gesellschaft ist und ein Ratespiel daraus macht.

### Wirkung
- trainiert die Koordination
- weckt Rezeptoren

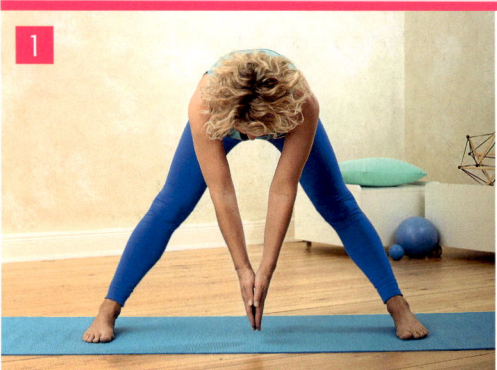

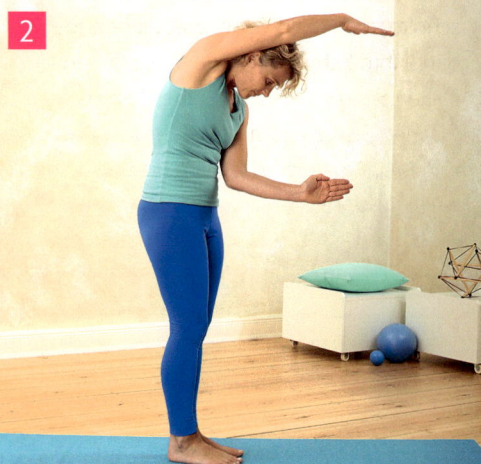

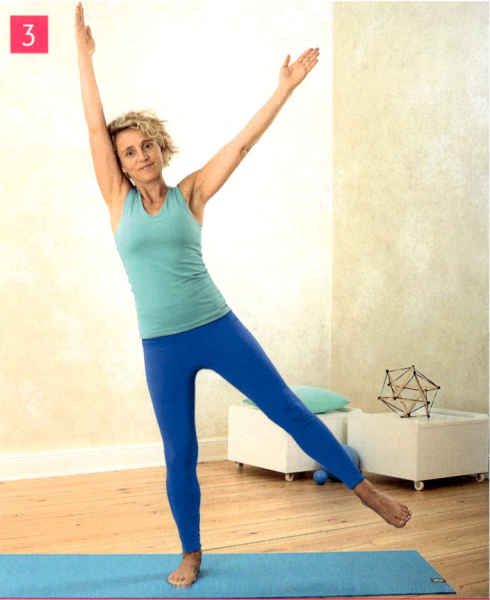

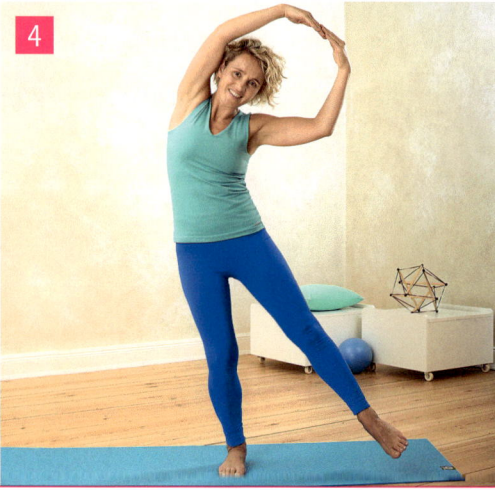

## Übung Ausbalancieren

Nehmen Sie einen nicht ganz prall gefüllten Ball und begeben Sie sich in die Bankposition.

a) **5** Legen Sie den Ball unter Ihren linken Unterarm. Weder Ellenbogen noch Hand berühren den Boden. Heben Sie nun das linke Bein und strecken Sie es gerade nach hinten aus. Nehmen Sie sich erst einen Moment Zeit, Ihr Gleichgewicht zu finden und strecken Sie nun den rechten Arm schulterhoch nach vorne aus. Ziehen Sie dabei Ihre Schulter weg von den Ohren.

b) Halten Sie diese Position eine Weile. Machen Sie gegebenenfalls Bewegungen mit dem Arm, um eine wackelige Situation herbeizuführen.

c) Wechseln Sie dann die Seite.

d) **6** Nachdem Sie die Übung mit beiden Unterarmen ausgeführt haben, legen Sie den Ball unter Ihr linkes Schienbein. Weder Knie noch Fuß berühren den Boden. Heben Sie nun das rechte Bein und strecken Sie es gerade nach hinten aus.

e) Halten Sie diese Position eine Weile. Machen Sie gegebenenfalls Bewegungen mit dem Bein, um eine wackelige Situation herbeizuführen.

f) Wechseln Sie dann die Seite.

### Wirkung

- trainiert das Gleichgewicht
- kräftigt die Synergetische Einheit
- fördert Koordination und Körpergefühl

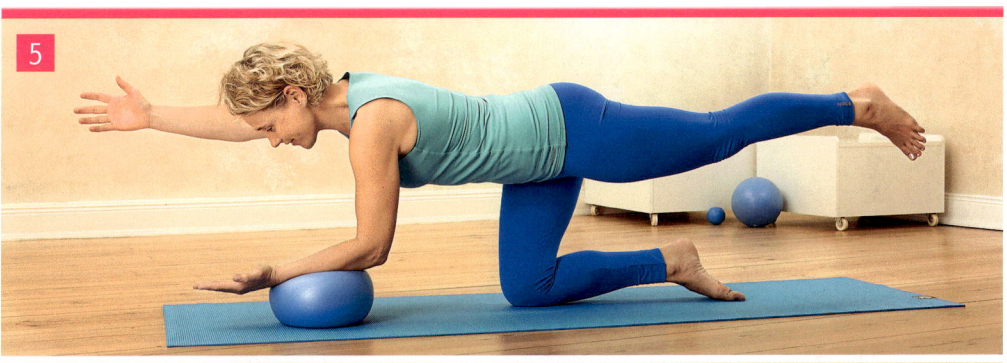

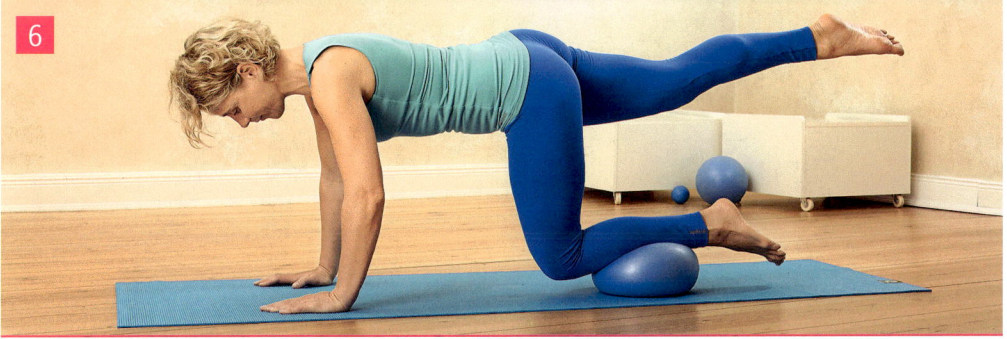

## Übung Innerer Ozean

**1** Legen Sie sich hin und strecken Sie die Arme und Beine wie bei einem Stern in alle vier Himmelsrichtungen. Entspannen Sie Ihren Körper und Ihre Gedanken. Atmen Sie bewusst ein und aus und schließen Sie die Augen. Tauchen Sie ein in eine friedliche Wasserwelt, die sich in Ihrem Körper befindet. Das Wasser ist wohlig warm, frisch und vital.

a) Stellen Sie sich vor Ihrem inneren Auge vor, Wasser würde durch Ihren Bauchnabel in Ihren Körper ein- und ausströmen und das Füllen und Entleeren Ihres Rumpfes bewirken – wie Ebbe und Flut.

b) Das Wasser verzweigt sich in alle Gewebe und strömt in die Arme und Beine bis in die Finger und Zehen. Nehmen Sie die Wellenbewegung dabei wahr. Ihre Muskulatur wird mehr und mehr durchsaftet, die Knochen beginnen im Wasser zu schwimmen und die Organe wiegen sich mit den Wellen.

c) Atmen Sie tief ein. Die Ausdehnung im Rumpf schwebt wie eine Qualle im Meer, die mit der Ausatmung schwungvoll vorangleitet.

d) Stellen Sie sich nun vor, Ihre Schulterblätter wären jeweils kleine Fischschwärme, die durch das Meer gleiten und im harmonischen Einklang immer wieder die Richtung wechseln.

e) Ihre Wirbelsäule gräbt sich wie ein Rochen mit jeder Welle mehr und mehr in den Meeresboden.

f) Betrachten Sie das friedliche, harmonische Treiben in Ihrem inneren Ozean und tauchen Sie eine Weile ganz darin ein.

g) Nach einer genussvollen Zeit tauchen Sie wieder ins Hier und Jetzt auf. Strecken und recken Sie sich.

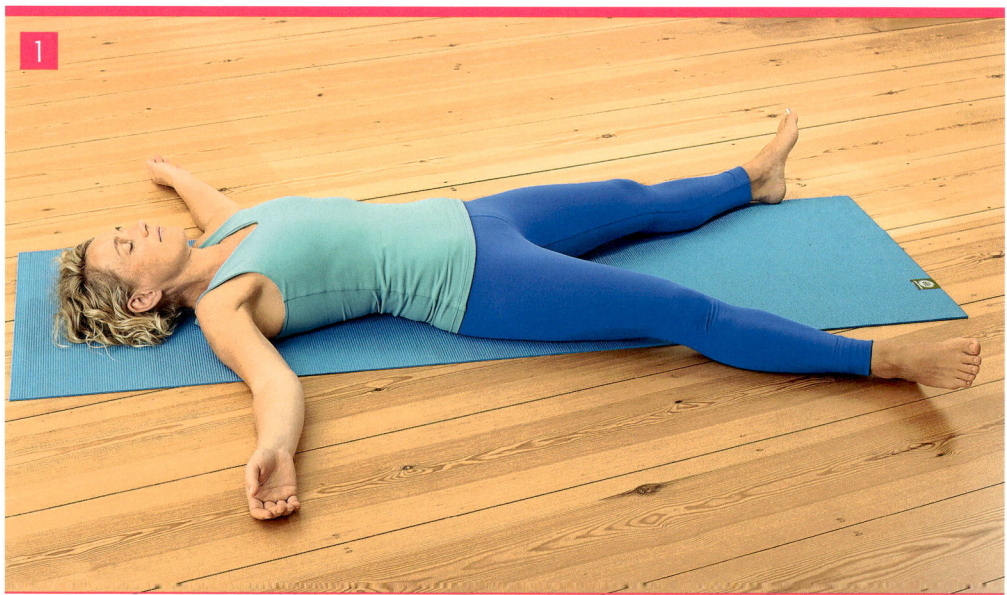

## Übung Einbeinstand plus

Suchen Sie ein paar Gegenstände, z. B. Kissen, Buch, Ball, Tasche, Tuch, zusammen, die sich gut zum Halten, Balancieren und Schwingen eignen.

a) Legen Sie sich ein Kissen, ein Buch o. Ä. auf den Kopf und stellen Sie sich aufrecht hin.
b) Balancieren Sie einen Ball auf der rechten Handfläche oder werfen und fangen Sie ihn.
c) Hängen Sie eine Tasche an den linken Fuß und heben Sie das Bein an.
d) **2** Schwingen Sie ein Tuch o. Ä. mit der rechten Hand im Kreis neben dem Körper.
e) Nach einer Weile tauschen Sie jeweils die Gegenstände zur anderen Seite und beginnen von vorn.

### Wirkung

- ▪ schult das Gleichgewicht
- ▪ trainiert die Koordination

**TIPP** Mit einem Partner geht diese Übung besonders gut. Werfen Sie sich die Bälle so zu, dass der Partner immer wieder von der Flugbahn überrascht wird.

## Übung Ball spielen

**3** Nehmen Sie einen Ball in die Hände und werfen Sie ihn gegen eine Wand, sodass er zu Ihnen zurückprellt.

a) Werfen Sie ganz unterschiedlich, damit Sie immer wieder anders reagieren müssen, um den Ball zu fangen.

### Wirkung

- ▪ trainiert die Koordination
- ▪ weckt die Rezeptoren

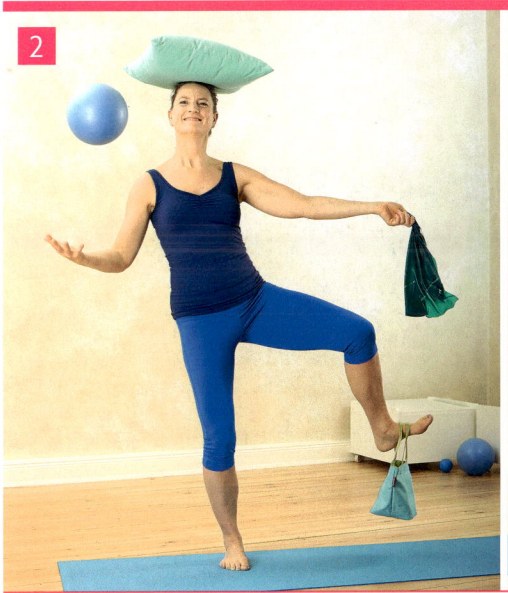

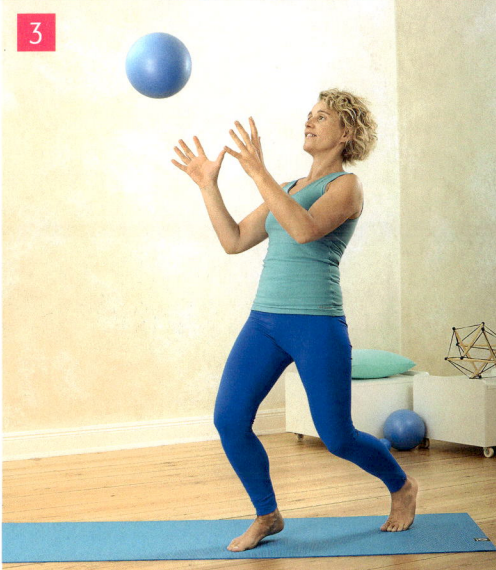

# Übungsverzeichnis

# Literaturhinweise und hilfreiche Adressen

Liebscher-Bracht, Roland; Bracht, Petra: Der Schmerz-Code, 2009

Mc Dougall, Christopher, Born to Run: Ein vergessenes Volk und das Geheimnis der besten und glücklichsten Läufer der Welt, Blessing, 2010

Myers, W.Th.: Anatomy Trains. Myofasziale Leitbahnen für Manual- und Bewegungstherapeuten, Urban & Fischer Verlag, 2010

Oellerich, Heike; Wessels, Miriam: Soforthilfe Beckenboden, BLV Buchverlag, 2014

Soforthilfe Rücken, BLV Buchverlag, 2014
Soforthilfe Yoga, BLV Buchverlag, 2013

Schleip, Robert: Faszien Fitness, riva-Verlag, 2014

Slomka, Gunda: Faszien in Bewegung: Bedeutung der Faszien in Training und Alltag, Meyer & Meyer Sport, 2014

Schwind, Peter: Faszien – Gewebe des Lebens, Irisiana Verlag, 2014

Slings. www.art-of-motion.com

Thorsten Taenzer, Heilpraktiker, Praxis für Sportosteopathie und Physiotherapie, Köln
www.fascienation.de

Dr. med Matthias Schmidt, Facharzt für Physikalische und Rehabilitative Medizin, Manuelle Medizin, Practitioner für das Fasziendistorsionsmodell und Fasziale Manipulation, Instruktor für Manipulativmassage
www.Matthias-Schmidt-Hamburg.de

Heike Oellerich und Miriam Wessels
www.FASZIO.de

## Über die Autorinnen

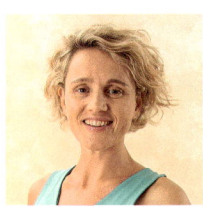
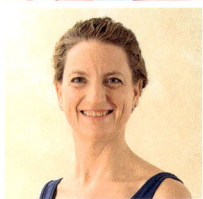

**Heike Oellerich** hat jahrelange Erfahrung als Trainerin im Bereich Gesundheitssport. Sie arbeitet als Referentin in der Trainer-Weiterbildung und als DTB-Ausbilderin für Beckenboden-Kursleiter und FASZIO-Trainer. Als freie Autorin schreibt sie besonders über Themen wie Beckenbodentraining, Yoga sowie Sport in und nach der Schwangerschaft und entwickelt neue Bewegungskonzepte wie »Bauch-Yoga«, »Mama fit – Baby mit!« und »FASZIO«.

**Miriam Wessels** entdeckte während ihres klassischen Sportstudiums ihre Leidenschaft für ganzheitliche Bewegungsformen im Allgemeinen und Yoga und Tanz im Speziellen. Sie ist Heilpraktikerin, Rückenschullehrerin, Ausbilderin für Yogalehrer und Therapeuten für Kinder, Jugendliche und Erwachsene mit Schwerpunkt »Kundalini Yoga« und »YogaDancing«. Sie entwickelte Bewegungskonzepte wie »Bauch-Yoga«, »Yoga Dancing«, »ASANADANCE«, »mantra moves« und »FASZIO«.

## Impressum

**Bibliografische Information der Deutschen Nationalbibliothek**
Die Deutsche Nationalbibliothek verzeichnet diese Publikation in der Deutschen Nationalbibliografie; detaillierte bibliografische Daten sind im Internet über http://dnb.d-nb.de abrufbar.

**BLV Buchverlag GmbH & Co. KG**

80797 München

© 2015 BLV Buchverlag GmbH & Co. KG, München

**Bildnachweis:** Alle Fotos: Gaby Heinze, außer: S. 14: EndovivoProductions Dr. J. C. Guimberteau (France); S. 23: scenery1 – Fotolia
Grafiken: Angelika Brauner, Jörg Mair

Wir danken der Firma **Nipala** für die Ausstattung unserer Models beim Fotoshooting.

Umschlagfotos: Gaby Heinze

Lektorat: Nadja Hilbig, Sarah Weiß
Herstellung: Ruth Bost
Satz und Layout: Uhl + Massopust, Aalen

Gedruckt auf chlorfrei gebleichtem Papier

Printed in Germany
ISBN 978-3-8354-1329-0

**Hinweis**
Das vorliegende Buch wurde sorgfältig erarbeitet. Dennoch erfolgen alle Angaben ohne Gewähr. Weder Autorinnen noch Verlag können für eventuelle Nachteile oder Schäden, die aus den im Buch vorgestellten Informationen resultieren, eine Haftung übernehmen.

 www.facebook.com/blvVerlag

# Schnell & dauerhaft abnehmen!

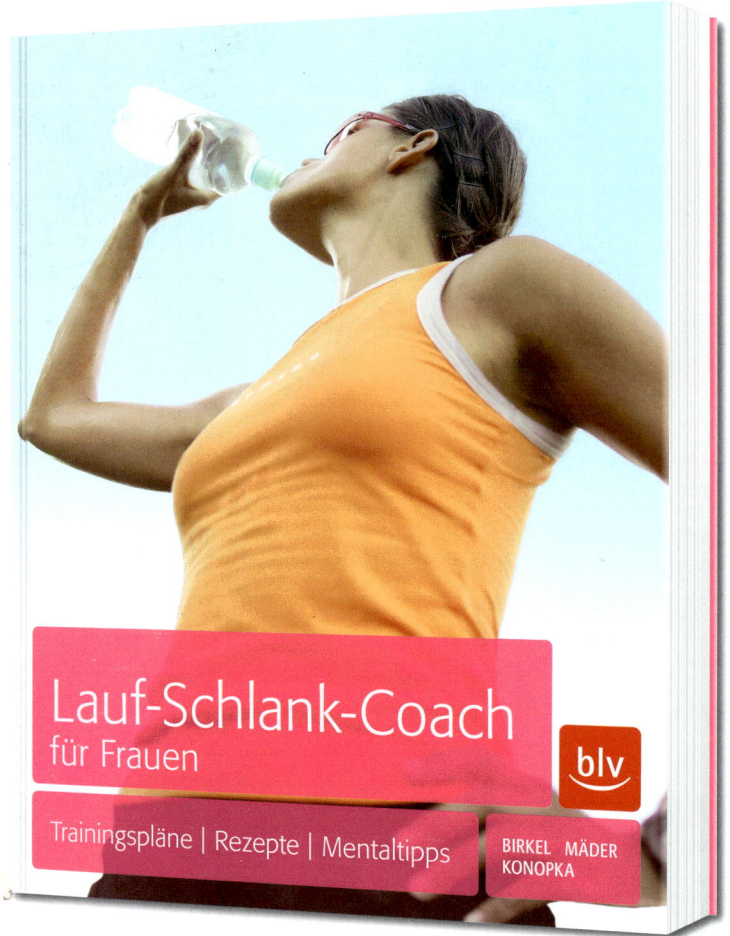

Jörg Birkel/Corinne Mäder/Peter Konopka
**Lauf-Schlank-Coach für Frauen**
Coaching und Trainingspläne für verschiedene Leistungsniveaus,
z. B. für Einsteigerinnen, 10 km-Läufe, Intervalltraining, Frauen mit
wenig Zeit oder Fortgeschrittene. Ganzheitliche Ernährungsstrategie
und Motivationstricks. Rezepte für den ganzen Tag – auch für
Snacks zwischendurch – und Tipps fürs Essen in der Kantine.
ISBN 978-3-8354-1309-2